临证心悟

王争胜 主编

兰州大学出版社

图书在版编目（CIP）数据

临证心悟 / 王争胜主编. -- 兰州 : 兰州大学出版
社，2025. 2. -- ISBN 978-7-311-06827-1

Ⅰ. R249.7

中国国家版本馆 CIP 数据核字第 20259GL835 号

责任编辑　包秀娟
封面设计　雷们起

书　　名　临证心悟
　　　　　LINZHENG XINWU
作　　者　王争胜　主编
出版发行　兰州大学出版社　（地址:兰州市天水南路222号　730000）
电　　话　0931-8912613(总编办公室)　0931-8617156(营销中心)
网　　址　http://press.lzu.edu.cn
电子信箱　press@lzu.edu.cn
印　　刷　山东新华印务有限公司
开　　本　880 mm×1230 mm　1/32
成品尺寸　148 mm×210 mm
印　　张　6.75(插页4)
字　　数　151千
版　　次　2025年2月第1版
印　　次　2025年2月第1次印刷
书　　号　ISBN 978-7-311-06827-1
定　　价　68.00元

《临证心悟》编委会

序一

认识葛健文是在 1990 年 12 月，当时我作为全国首批中医药师承教育指导老师，和同样作为指导老师的天水王仲青先生一起参加了在甘肃举办的中医药师承教育拜师大会。在会上，我认识了作为王仲青先生学术继承人的葛健文，他是这批学术继承人中最年轻的一位。后来，我又多次在甘肃省中医药学会的学术会议上见到他，逐渐加深了对他的了解。

葛健文酷爱中医，曾经拜多名天水老中医为师，先后有刘友陶、刘荩臣、王仲青、庞幼起等在其学习和临床中授业解惑。他被确定为全国首批中医药师承教育指导老师王仲青先生的学术继承人之后，其学业水平更是有了很大提升。

葛健文尊崇《黄帝内经》《难经》《伤寒论》《金匮要略》等中医经典，效法仲师、东垣、丹溪、叶桂、吴瑭等学说。临证注重保胃气、养津液，用药轻灵，擅长中风、眩晕、头痛、失眠、胸痹、郁病、胃脘痛、痞满、哮病等疾病的辨治。对于中医脑病，他提出其病因在于外邪（风）、痰、瘀、气郁、内风、正虚等六个方面，重在血瘀、内（外）风与正虚。在中风病的治疗上，他运用中医"治外风"理论指导临床，并据此理论研制出了多种院内制剂。根据肝主筋，病则痉挛强直的理论，他应用补肝气、养肝阴，荣养经筋、护脑通络等法组方研制的院内制剂"芪芍护脑荣筋胶囊"被评为甘肃省"陇药名方"。

《临证心悟》一书的出版，乃天水中医界一大幸事。本书总结了葛健文的临床经验，对中医工作者和中医院校学生提升中医临证能力有所裨益。同时，本书作为天水市中医传承教育的重要资料，对名老中医经验传承具有重要意义。

我乐为之序。

2024年12月9日

序二

　　葛健文与中医药有很深的渊源，父亲葛克敏中年以后酷爱中医，曾拜老中医庞幼起为师。葛健文幼时，葛克敏就有意让他背诵《医学三字经》《珍珠囊药性赋》，1970年冬又为他拜请了刘友陶、刘茞臣先生，正式开启了他的学医之路。1974年，葛健文投在王仲青主任医师门下学习《伤寒论》《金匮要略》。学徒期间，除受到老师的谆谆教诲、言传身教外，还得到了当时众多天水名医的指点，如庞幼起、王宝亭、陈伯祥、庆松年、李鸣泉、郭温润、王荣、王述尧等，这使得葛健文的中医学识水平得到了快速提升。1979年，葛健文参加全国民间中医药人员选拔考试，以优异的成绩取得了中医师职称。1984年，他入职天水市中医医院工作。

　　1984—1985年，葛健文在甘肃中医学院（现甘肃中医药大学）进修。进修期间，他得到了甘肃名老中医于己百、周信有、吴正中等先生和甘肃中医学院赵建雄、王道坤、郭志等老师的指导，学识水平有了进一步提高。1987年，他晋升为中医内科主治医师。1991—1994年，他又跟随全国首批中医药师承教育指导老师王仲青主任医师学习，1994年4月获得出师证书，1994年12月晋升为中医内科副主任医师。2001年、2006年，他先后被聘为甘肃中医学院、天水市卫生学校兼职副教授。2008年，他晋升为中医内科主任医师。2014年、2018年，他先后被确定为第二、第三批甘肃省五级中医药师承教育指导老师。

葛健文酷爱岐黄之术，早年学医之始，便发奋攻读各大中医典籍。这份饱满的学习热情一直伴随着他，使他由一个懵懂少年成长为如今的全国名老中医药传承工作室专家。他荣获多项殊荣，1983年获"甘肃省卫生战线先进工作者"称号；1999年获天水市"十佳医生"称号；2001年获天水市"劳动模范"称号；2007年获甘肃省"全省医德医风先进个人"称号；2008年被评为"甘肃省名中医"；2012年获"全国卫生系统先进个人"称号。历任中国民族医药学会脑病分会常委、海峡两岸医药卫生交流协会中医药专委会脑病组委员、甘肃省中医药学会心脑血管病专委会副主任委员、甘肃省中医药学会内科专委会委员。2014年在天水市中医医院正式成立"葛健文全国名老中医药传承工作室"。

葛健文对中医有着笃爱之情，认为传统中医药学是一门多学科综合研究生命的科学。他强调大家应保持"厚今而不薄古，遵法而不执一"的治学态度，在研究传统中医药学的过程中，拜古人为师，拜实践为师，拜患者为师，小心谨慎，少犯错误。在葛健文朴素的心里，始终坚守的是悬壶济世的信条，他孜孜以求，恪守医德，行医不骄不躁，不知疲倦，退休后仍经常到各乡镇、村庄为百姓治病，"厚德精术，佑民仁心"诠释了他50余年的从医经历。

马小军

2024年12月

前　言

　　葛健文，中医内科主任医师，甘肃省名中医，甘肃省人社厅、卫健委确定的第二、第三批甘肃省五级中医药师承教育指导老师，"葛健文全国名老中医药传承工作室"专家。

　　葛健文从事中医药工作50余年，积累了丰富的临床经验，对中医基本理论，尤其是病因学说、中医临证等都有自己独到的见解，在内科、外科、妇科、儿科疾病的诊疗方面均有建树。他尤其擅长内科疑难杂症的诊治，在中风病、眩晕、不寐、郁病、脾胃病等的辨治方面均能得心应手。他用药轻灵，注重保胃气、养津液，也常告诫我们临证用药不可胶柱鼓瑟，必须圆机活法，方能药中肯綮。他提倡诊后三思，对患者高度负责，对疑难或久治无效的患者，既肯用心于诊疗的全过程，又会反思于诊后，或向师长请教，或与高明切磋，或向医籍问难，或沉思琢磨。他善于研究，勤于写作，主持（或参与）科研项目17项，出版著作4部，发表论文20余篇，获市厅级科学技术进步二等奖6项。研制出的"良附复胃丸""百合益胃丸""豨蛇治瘫丸""芪芍护脑荣筋胶囊""琥枣宁神胶囊"等院内制剂，在临床应用长达20余年，均取得了良好疗效。

　　葛健文先生以奖掖后学为己任，先后为基层培养各类中医人才百余人，为发展中医事业作出了贡献。先生对培养高级中医药学人才有着深刻的见解，认为中医典籍汗牛充栋、浩如烟海，学习者首先要阅读大量中医典籍和相关文献，然后在中医医疗实践中增长与疾病斗争的经验，这样才能把中医真正学到手。从中医药院校刚毕业的学生只能算是有系统医药知识的人，要想成为一名真正的中医还需要5～10年临床实践的磨炼。因为，传统中医药学的实践性太强，抽象难懂的中医药基本理论只能通过长期的医疗实践去领会和验证，只有这样才能将深奥的中医理论学到手，才能掌握最基本的中医诊疗技术，舍此别无他途。有志于攀登传统中医药学高峰的中医界有识之士，只有投身于中医医疗实践，师法古人，师法同行，师法疾病，师法自然，刻苦学习，深入钻研，锲而不舍，才能逐渐领悟中医的奥妙，才能掌握高难度的中医诊疗技能，从而练就驾驭辨证论治的本领。至于达到炉火纯青和出神入化的境界，只能是"久练自化，熟极自神"。

　　为总结先生的临床经验，促进中医药事业的发展，我们编写了此书。成书之际，对医院领导的大力支持、传承工作室人员的辛苦编写、出版社编辑的辛勤编校，表示衷心的感谢！限于水平，加之时间仓促，书中不妥之处在所难免，敬请同道批评指正！

编　者

2024年11月

目　录

第一章　临床经验

第一节　运用"八法"治疗经验

一、温而勿竭液

温法，是指祛除寒邪和补益阳气的治法。"寒者温之"中所指的温法有温散、温热两种方法。

常用的温药如附子、肉桂、干姜为燥热之温，人参、黄芪、白术、杜仲、巴戟天等为补气助阳之温。临床运用要掌握尺度，因温热药具有刚燥之性，难免有伤阴耗液之弊；理气药多因性味辛香而温，故亦易伤阴竭液。应用时，一是注意药量，二是注意使用时间，中病即止，不要药过病所而使阴液受伤。

二、清而勿肃杀

清法，是指运用寒凉性质的方药，通过其泻火、解毒、凉血等作用，以解除热邪的治疗方法。清法适用于热证，多针对治疗实热、实火而言，为外感热病所常用的治疗方法。今医者，视清热解毒药同消炎药，这导致寒凉之药使用泛滥，殊不知过用寒凉之药易损伤阳气、肃杀生生之气，反使邪热凉遏、冰伏不解。故用药之时，一定要照顾胃气，勿被寒凉所伤，亦勿使阳气因寒而凝滞。

在清热方中加生姜一味，苦寒凉药以姜制之，即可避免肃杀寒凝之弊。

三、消而勿戕伐

《素问》载"坚者削之""结者散之"，即为消法。消法中的"消"有消散、消导之意，该法常用于治疗食积、痰核、积聚、症瘕。消法所用之药均具克伐之性，"消而勿戕伐"就是指除去病邪但不要消伤正气。常见有些大人给孩子买好多山楂以帮助其消化，殊不知过用之，虽初尚见效，但稍久则伤胃之生气，反有不食者。

应用消法，一要注意用药剂量和时间，二要注意用药剂型。如用丸散，一则方便，二则因服用量便于控制，故可避免其克伐太过之弊。

四、补而勿滞塞

"虚者补之"，补其不足也。"精气夺则虚"，精气者人身之正气也。虚有阴阳、气血之虚，也有某一脏腑之虚，故具体治疗上又有补气、补血、补阴、补阳等不同方法。惟补药易于壅滞闭塞，如补气补阳能使人中满，补血滋阴则滋腻碍膈。运用补法时，应向前人学习，因前人制定的许多滋补方都是补中寓通、动静结合的。

蒲辅周有"气以通为补，血以和为补"之说，即要使气机通调、血行流畅。在补法中，除了药补，食疗也很重要，正如《黄帝内经》载："五谷为养，五果为助，五畜为益，五菜为充……谷肉果菜，食尽养之。"

五、滋而勿黏腻

"滋"在中医中有滋养、滋润之意。滋法多用于治疗津亏液涸及阴虚、血虚、精虚、髓亏之患者，所用之药多性味俱厚、多汁而黏，甚或血肉有情之品。所谓"精不足者，补之以味"，用药如熟地黄、麦冬、天冬、阿胶、龟胶之品。

然而，此类药容易滋腻碍胃，使用时可适当配伍一些理气健脾的药物如陈皮、砂仁等，以减轻其腻膈碍胃的弊端。

六、行气勿伤正

"行气勿伤正"中，"行"有流通、疏畅之意。行气即理气法之一种，是疏畅气机、调理气分的治法，适用于治疗气机阻滞的证候。

人体的一切活动，无不依赖于气之推动。气源出于中焦，为肺所主，外护于表，内行于里，升降出入，周流全身。脾胃为气升降之枢机，肝主疏泄，气之畅行有赖于肝，故气滞一证与肝、胃、肺、脾关系十分密切。

调理胸胁气分的药有瓜蒌、薤白、枳壳、陈皮等，调理胃肠气机的药有香附、木香、枳实、厚朴、槟榔、大腹皮等。此类药多辛香而燥，重用久用能耗气、散气和伤津者，对血虚、阴虚、火旺的患者都应慎用，以免损伤正气。

七、活血勿耗血

活血化瘀法被目前广大医生所公认，是一种疗效很好的治疗方法，有畅通血液、消散瘀血的作用。血为营养人身之重要物质，循环周流于全身，若因某种原因导致血行不畅、瘀滞内停，则会引起多种疾病。血瘀轻者当用活血祛瘀，瘀血重者则当攻逐血瘀。气为血帅，气行血行，故活血化瘀多配伍理气药。

一般常用之草本、木本活血中药，如桃仁、红花、丹参等可用于瘀血轻症，而虫类药物如水蛭、土元则为攻逐血瘀重症所宜。但活血祛瘀也有耗血伤气之弊，应用时应配以补血之药。同样基于气血之关系，活血之时加用补气之药，也可使活血祛瘀之力更佳，代表方如补阳还五汤。以上行气、活血之法，实属广义消法范畴。

八、调养勿杂乱

"调养勿杂乱"中，"调"有调理之意，"养"有补养、保养之义。所谓调养之法，多指适用于慢性病或大病、久病之后体虚者的治疗方法。调养以调和脾胃为主，脾胃为气血化生之源、后天之本，中土一健四旁始得灌溉。但调补脾胃最忌庞杂，因病久脾胃本弱，若急于建功，使用药物杂多繁乱，反增脾胃负担，徒增其害。

调养脾胃甘淡平和之药最为适宜，而甘淡平和之最者无过于人们赖以生存的五谷杂粮果蔬之类。在病情减轻或将愈之时，可嘱患者隔日服药甚或停药，只以饮食调养收功。

第二节 运用经典方剂经验

一、逍遥散临床应用经验

逍遥散出自宋代《太平惠民和剂局方》，脱胎于张仲景四逆散（柴胡、芍药、枳实、甘草）、当归芍药散（当归、川芎、芍药、白术、茯苓、泽泻）之法，被后人广泛应用于内、妇、儿、男、五官、皮肤等各科病证的治疗。所以说其发源于汉代，成于宋代，充实于明清，发展于现代。逍遥散在方剂学中归类于和解剂，方名的意思是使患者服药后肝气活泼畅通，郁闷压抑的心情随之开朗，诸般烦恼抛诸脑后，好像神仙一般逍遥快活。

1.药物组成

柴胡、当归、白芍、薄荷、茯苓、白术、煨姜、炙甘草。

方解：方中柴胡苦平，疏肝解郁，使肝郁得以条达，为君药。白芍酸苦微寒，养血敛阴，柔肝缓急；当归甘辛苦温，养血和血，共为臣药。白术、茯苓、甘草健脾益气，共为佐药。薄荷疏散郁遏之气，透达郁热；煨姜降逆和中，辛散达郁，亦为佐药。柴胡为肝经引经药，又兼使药之用。全方合用，使肝郁得疏，血虚得养，脾弱得复。加之其气血兼顾、肝脾同调、立法周全、组方严谨，故为调肝养血健脾之名方。

2.功能

调和肝脾、疏肝解郁、养血健脾。

3.主治

肝郁血虚脾弱证。症见：两胁作痛，头痛目眩，口燥咽干，神疲食少，或月经不调、乳房胀痛，脉弦而虚。

此方可用于治疗：内科、精神情志类疾病，如抑郁症、焦虑症、躯体化障碍、癔病、癫病、失眠（可加疏肝解郁之合欢皮、八月札，或安神宁心之茯神、龙骨、牡蛎、夜交藤、交泰丸、更衣丸，或合小柴胡汤加减）；消化系统疾病，如慢性胃炎、胃及十二指肠溃疡、功能性消化不良、胃肠神经官能症、肠易激综合征、慢性肝炎、肝硬化、胆石症（可酌加茵陈、金钱草、鸡内金、垂盆草、香附、木香、白豆蔻、炒山药、乌贝散、左金丸、失笑散等）；妇科疾病，如月经不调、经前期紧张综合征、乳腺小叶增生症、不孕症；眼科疾病，如视力疲劳、眼底病变等；儿科疾病，如小儿消化不良、疳积病、抽动秽语综合征；皮肤科疾病，如湿疹、瘾疹（荨麻疹）等属于肝郁血虚脾虚者。古人云："久病生郁，郁久生病。"肝藏血，主疏泄，喜条达，其经脉布于胸胁，连目络，通头巅；脾主运化，为生化气血之源。两脏木土相克、互相影响。若情志不舒，则肝失条达，营血损耗，肝气郁结，肝血不足；肝郁则克脾，脾失健运则气血来源减少，故不能濡养肝体，从而形成肝郁血虚、脾失健运的局面。逍遥散疏肝解郁，健脾和营。方中用柴胡疏肝解郁，使肝气条达、气行郁解；白芍、当归养血柔肝；木郁则土衰，肝病易于传脾，故以白术、茯苓、甘草健脾益气，非但实土以抑木，且使营血生化有源；再加少量薄荷疏散郁遏，生姜辛散达郁。

此方深合《素问·藏气法时论》所载"肝苦急，急食甘以缓之""脾欲缓，急食甘以缓之""肝欲散，急食辛以散之"之旨，可使肝郁得疏，血虚得养，脾弱得调，再随证加减可也。

逍遥散的临床应用十分广泛，而以本方合方加减之方更是不胜枚举，现列举历代明贤常用及经典组合方如下：

附方1　加味逍遥散（丹栀逍遥散）

药物组成：逍遥散加丹皮、栀子。

功能：养血健脾、疏肝清热。

主治：肝郁血虚兼有郁热证。症见潮热、晡热，或自汗盗汗，或头痛目涩，或面颊赤口干，或月经不调、少腹胀痛，或小便涩痛，或舌红、苔薄黄、脉弦等。

附方2　黑逍遥散

药物组成：逍遥散加地黄。

功能：疏肝健脾、养血调经。

主治：肝脾血虚证。症见临经腹痛，脉弦虚。

附方3　香郁逍遥散（经验方）

药物组成：逍遥散加香附、郁金。

功能：疏肝理气、养血健脾。

主治：肝郁气滞、血虚脾虚证。症见心烦易怒，两胁疼痛，脘腹胀闷，脉弦。

二、桂枝加龙骨牡蛎汤临床应用经验

桂枝加龙骨牡蛎汤出自《金匮要略·血痹虚劳病》篇，为治

"失精""梦交"之方。本方用于治疗癔病、失眠、遗精或滑精、不孕、先兆流产、久泻、更年期综合征、盗汗、小儿支气管炎等均取得良好效果。

1.药物组成

桂枝、白芍、甘草、生姜、大枣、龙骨、牡蛎。

方解：方中桂枝、甘草辛甘化阳，生姜、桂枝辛温温阳，白芍、甘草酸甘化阴，桂枝、白芍通阳固阴、调和营卫，甘草、大枣调补脾胃，龙骨、牡蛎宁心安神固肾。合之使阳能固摄、阴能内守、阳潜阴入，共奏调阴阳、和营卫、潜镇安神、摄纳固涩之功。

2.功能

调阴阳、和营卫，兼固涩精液；燮理阴阳、交通心肾。

3.主治

虚劳、阴阳两虚证。症见：男子失精，女子梦交，自汗盗汗，遗尿，少腹弦急，阴头寒，目眩（一作目眶痛），发落，脉极虚芤迟，清谷亡血，脉得诸芤动微紧，心悸多梦，不耐寒热，舌淡苔薄，脉来无力。

《金匮要略·血痹虚劳病》载："夫失精家，少腹弦急，阴头寒，目眩，发落……脉得诸芤动微紧，男子失精，女子梦交。"凡是阳失阴之涵养，浮而不敛，阳浮于上；阴失阳之固摄，走而不宁，阴损于下的阴阳两虚或阴阳相乘、两不协和的遗精、遗尿、自汗、盗汗、惊悸怔忡、失眠、多梦、健忘、眩晕、腹痛、烘热、妇女崩漏、带下等病证均可以用本方加减施治。

4.随症加减

①应用本方时，桂枝量不宜过重，可与白芍等量，或将白芍量加大。如此，既可增强益阴之力，又可避免温燥伤阴。阴虚较著时，可去桂枝。

②如虚热汗出（自汗、盗汗），可去辛散之桂枝，加白薇、附子以增强清虚热、敛浮阳之力，并可酌加浮小麦、五味子、黄芪；若形瘦、虚弱少气，可加黄芪、当归。

③遗精加金樱子、芡实，遗尿可合用缩泉丸。

④心悸怔忡、失眠多梦可酌加远志、枣仁、茯神、夜交藤，心烦郁闷可加百合、合欢皮。

⑤眩晕可加制首乌、女贞子、巴戟天、淫羊藿；崩漏可去桂枝、生姜，加炮姜炭、海螵蛸、阿胶、艾叶。

5.特别说明

本方只宜于阴阳两虚较轻或阴阳相乘，有阴损于下、虚阳上浮者。若阴阳两虚甚者或其他不符合此病机的病证，本方均非所宜，当选别法治之。

第三节 临证治疗经验

一、治疗中风病经验

"中风"在古代中医文献中不仅承载着"风邪入中"的病因学意义，亦涵盖了作为疾病概念的"中风病"。历史上中医界对中风的认识大约可分为两个阶段：唐宋以前和唐宋以后。

唐宋以前，中风主要以"外风"学说为主，多从"内虚邪中"立论，医家普遍认为外风侵袭是导致中风的主要原因，治疗上主要采用疏风药，如小续命汤等方剂。

唐宋以后，中医对中风的认识逐渐深入，出现了不同的学说和理论。金元时期，刘河间首先提出"将息失宜""心火暴甚"的内因学说；李东垣认为中风是因为本气自病，即"正气自虚"，强调体质虚弱在中风发病中的作用；朱丹溪提出"湿痰生热，热生风"的理论，认为痰湿和内热是导致中风的重要因素。明朝时期，薛立斋倡导"真水竭，真火虚"之说，强调肾阴虚和肾阳虚在中风中的病理作用；缪仲淳认为真阴亏虚导致内热生风，阴虚是中风的重要病因之一；张景岳认为中风与外风无关，提倡"非风"之说，并提出"内伤积损"的论点，认为"阴亏阳亢，阳化内风"为病机，此学说逐渐被后世医家所认可。清乾隆时期，《医宗金鉴》对中风的分类和表现进行了详细的描述，提出："口眼歪斜，肌肤不仁，邪在络也。左右不遂，筋骨不用，邪在经也。昏不识人，便溺阻隔，邪在腑也。神昏不语，唇缓涎出，邪在脏也。"清代中晚期，医家明确提出内动之中风，叶天士、张伯龙、张山雷、张锡纯等在总结前人经验的基础上，提出了肝风自中而发的理论，强调精血衰耗、水不涵木、肝阳偏亢，木动火炽生风，气血上奔而逆，痰涎壅盛等病理机制。

1.病因病机

《黄帝内经》提出了"内虚邪中"的理论，认为中风的发生与个人的体质、饮食和精神刺激等因素密切相关。《灵枢·刺节真邪》"虚邪偏客于身半，其入深，内居营卫，营卫稍衰，则真气去，邪气独留，发为偏枯。"《素问·通评虚实论》："仆击、偏枯……肥贵人则膏粱之疾也。"《金匮要略·脏腑经络先后病脉证第一》："夫人禀五常，因风气而生长，风气虽能生万物，亦能害万物，如水能浮舟，亦能覆舟。"

《金匮要略·中风历节病脉证并治第五》："夫风之为病，当半身不遂……脉微而数，中风使然。""寸口脉浮而紧……浮者血虚，络脉空虚；贼邪不泄，或左或右；邪气反缓，正气即急，正气引邪，㖞僻不遂。""邪在于络，肌肤不仁；邪在于经，即重不胜；邪入于腑，即不识人；邪入于脏，舌即难言，口吐涎。"

《医方类聚·卷之十三·诸风门一·和剂指南·论中风证候》："夫中风者，皆因阴阳不调，脏腑气偏，荣卫失度，血气错乱，喜怒过伤，饮食无度，嗜欲恣情，致于经道或虚或塞，体虚而腠理不密，风邪之气中于人也。"

《重订严氏济生方·诸风门·中风论治》："夫风者，百病之长也。由是观之，中风在伤寒之上，为病急卒……大抵人之有生，以元气为根，荣卫为本，根本强壮，荣卫和平，腠理致密，外邪客气焉能为害？或因喜怒忧思惊恐，或饮食不节，或劳役过伤，遂致真气先虚，荣卫失度，腠理空疏，邪气乘虚而入。"

元代王履首倡的"因于风者，真中风也；因于火、因于气、因于湿者，类中风而非中风也"，促进了中风病病因由"外因致中"向"内伤积损"的转变。同时临床上形成了治中风病主要以治内风为主的学说，治外风学说从此被日渐湮没。

以上这些先贤的杰出贡献奠定了当今中医对中风病的诊治基础。从外风学说的提出到内风学说的创立，可谓中风病病因学说的一大进步。自内风学说确立以来，持外风论点者渐少，但外风学说对指导中风病中经络的治疗，甚或中脏腑的初期阶段诊治，仍有现实指导意义，遵其理立法处方用药，亦可收良效，故对外风学说不可一概否定。中风病有瘀血停滞的病因病机，有中风病症状而似有热证烦渴，口干燥而渴，其脉反无热，此为阴伏，是瘀血也；唇痿舌青，但欲漱水不欲咽，无寒热，脉微大来迟，腹不满，自觉言我满，为有瘀血。

2.证治经验

近代医家治疗中风病，多从平息内风、活血化瘀、益气化痰、养阴填精等着手，活血化瘀法治疗中风病已得到医学界的广泛认可。但对于从风论治中风病，自从经过明清王履、张景岳、李中梓、王清任、叶桂及近代唐容川、张山雷、张锡纯等诸位先贤医家的不断补充完善，形成了以治内风为主的学说。之后，这一学说一统了中风病之论治，而应用疏散外风之法、方、药者则鲜有提及。

使用疏风法（此处特指疏散外风的治法、方剂与药物）治疗中风病在古今医家中屡见不鲜，从《黄帝内经》时代至唐宋之前，对本病的病因多以外风立论，以此理论指导临床诊治也经历了上千年。对于近年来从葛根、川芎、灯盏细辛等治外风药中开发出的中药新药，如葛根素注射液、川芎嗪注射液、灯盏细辛注射液、愈风宁心片等，如果只从现代药理研究得出的扩张血管、改善微循环等来解释其功用，则显失中医理论对于临床的指导作用，对发展中医实为不利。葛健文先生在治疗中风病时，观察到应用平息内风、活血化瘀、益气化痰、养阴填精等治法后，有些患者的疗效仍不理想，而在上法基础上运用疏散外风之治法方药，如"愈风汤"系列方，则取得了良效。现将先生"从外风论治中风病"的一些经验论述如下：

中风病首当分辨中脏腑与中经络，前者为重后者较轻，以有无神志改变为辨。内风暴动，气血并走于上，颠仆痰涌，昏迷痉厥，为中脏腑之症，此时有闭脱之别，形状相似而治法大有区别。闭者是痰气之窒为实，治以开闭祛邪，治标为主；脱证是真气之散为虚，治以固脱扶正，治本为主。开闭固脱为治中风猝仆一实一虚之两大法门，但证情复杂，须审因论治，理法步骤，不可紊乱，必须分清阶段，妥善用药。

（1）闭证宜开

猝暴昏仆，不省人事，牙关紧闭，口禁手握，大小便闭，肢体强痉为闭证。有热者为阳闭，除上述症状外，可见面赤身热、气粗口臭、躁动不宁、舌苔黄腻、脉弦滑而数。此时重点在肝阳上亢，气血涌奔，冲激于脑，气火升浮，痰浊上蒙清窍，内闭隧道，此时必以开其闭塞为要务，而潜阳降气、镇逆化痰犹在其次。宜针人中、合谷等以回知觉；气窒不通者，用通关散取嚏（南星、皂角、细辛、薄荷、生半夏）；牙关不开者，用乌梅肉擦牙，则紧闭自启；俟晕厥既醒，牙开出声，能吞咽时，可灌服（或鼻饲）安宫牛黄丸或局方至宝丹。痰湿偏盛而无热象者为阴闭，除见闭证的症状外，尚有面白唇暗、静卧不烦、四肢不温、痰涎壅盛、舌苔白腻、脉沉缓滑者，宜豁痰熄风、辛温开窍，可灌服苏合香丸或针人中等。

（2）脱证宜固

猝然昏仆，真阴虚竭于下，致无根之火，仓促飞腾，气涌痰奔，上蒙清窍，忽然痉厥，而出现目合、口开、手撒、冷汗淋漓、二便自遗、气息俱微者为脱证。治以固护元气、摄纳真阴真阳为急务，宜人参30 g或生脉散合龙牡等潜敛之品，浓煎频服，希冀抢救。若肢冷脉伏，或自汗头汗如油如珠者，则阴竭而阳亦随脱，则必用参附汤或针百会、人中，灸关元等。

（3）肝阳上亢宜潜镇熄风

突然昏仆之证，无论闭脱，其所以致此猝然之变者，皆肝肾阴精亏于下，木火上炎，煽风上激，僭越飞扬，故镇潜熄风为急要之良图。镇潜之法中可用介类，如珍珠母、石决明、牡蛎、龙齿、龟板等，这些皆为潜阳妙品。石类药中之磁石、赭石其用相同，药品虽然寻常，但取效最为敏捷。但此类药以镇坠见长，宜用于风痰火上壅者；体质壮实者、虚脱者除龙齿、牡蛎、龟板外，其余用时当有所顾忌。若肝火炽盛，气火驰张，脉弦劲实大，或暴怒烦躁，巅顶疼痛者，又当用羚羊角以柔肝抑木，如羚羊钩藤汤、天麻钩藤饮、镇肝熄风汤等均可因时制宜、随证选用。

（4）痰涎壅滞宜开泄豁化

中风之证，肝阳上扰，气升火升，无不挟胸中痰浊，陡然泛滥，壅塞气道，以致神机灵性蒙蔽、昏瞀无知。气火上凌，尚属无形，而痰涎盘踞，是其实证。故发此病者，未有痰涎不壅塞喉间者，即使外形无痰涎而其气火俱浮，中脘清阳之气已为浊阴蒙蔽。此为无形之痰，不治其痰，则无形之气火亦无由息降。故治疗守开泄痰浊之法，方能切合病情。形体壮实者宜荡涤之，可用礞石滚痰丸、青州白丸子等；形馁气衰之人宜化痰，可用二陈导痰汤、温胆汤、涤痰汤等。药用胆南星、天竺黄、竹沥、贝母、枳实等，其药性平和而力量又堪重任；又因痰本浊腻阴湿之质，故芳香化浊之石菖蒲、辛苦微温之远志、辛苦微凉之郁金能涤除垢腻，均为化痰良药；痰湿者平素嗜食肥甘酒酪，而肥甘酒酪伤脾酿湿生痰，故用清积之神曲、炒槟榔、焦山楂、莱菔子亦可化痰消食。

（5）气逆宜降顺

中风之病，火升风动痰壅，常见喘促不止，或呕吐呃逆，或呕血等，此皆气逆血冲引起。治此证者，若不顺其气，则血即无下降之理，而痰亦无平定之时，肝阳无潜藏之法，胃气无降泄之用。其气能降，即是《素问·调经论》所载"气复反则生"；气不能降，即是"不反则死"，故顺气降气，亦为中风常见之治法。上述之潜阳降逆、摄纳肝肾、化痰开泄及消食和胃通腑等，均寓顺气降气之要诀。顺气降气之法中，若非虚证、脱证，通腑最为紧要，盖腑气一通，胃气得降，痰火亦可随之而出，犹如釜底抽薪，则喘呕、呃逆、吐血等均能消止，张仲景之三承气汤可资化裁，其他常用方有旋复代赭汤、镇肝熄风汤、二陈汤、温胆汤、丁香柿蒂汤等。

（6）肝肾之阳宜滋潜

肝肾同源，水能涵木，肝阳之病，肝为标而肾为本，若肾水不充，肝木必上冲横逆，刘河间所谓肾水虚衰不能制火者确有道理。养水滋肾一法，虽非治卒中之急务，但却是治肝风不可缺少之法。常用药有何首乌、山萸肉、熟地黄、杜仲、巴戟天等，方如地黄饮子等，可徐徐滋养、固护根基，使肝阳无再动之虞。

（7）偏瘫宜宣通

中风每见手足不仁、半身不遂、瘫痪及刺痛诸症者，皆为气血瘀滞、经络不通、肢体肌肤失养所致。此病形虽在肢体，病根实在于脑，若中风急性期已过，或病起即现中经络症状，乃经络隧道被痰浊瘀血壅塞，使其气机郁滞，是为痼疾也，宜活血化瘀、通经祛风透络，可用大秦艽汤、小续命汤、古今录验续命汤（麻黄、桂枝、当归、人参、石膏、干姜、川芎、杏仁）、补阳还五汤等，亦可加用全蝎、蜈蚣、乌梢蛇、僵蚕、水蛭、地龙等，口舌歪斜者加牵正散。

以上治法方药运用之际，还需灵活加减，或一法独用，但更多则是数法兼施，而平肝潜阳、化痰通络、少量活血则须贯穿于中风病诊治的全过程。对于补阳还五汤，于中风病初期若非确属气虚血瘀者，一般不宜早期应用，早用多用黄芪易壅塞气机、助热生痰，反生不美；必待气火平复，上冲之热已息，方可用之。

3.临床应用

《素问·骨空论》载："风者，百病之始也。"风邪多在人体正虚、卫外不固之时入侵中经络，常致气血不畅而筋脉失于濡养，临床上可仅见偏身麻木、肌肤不仁，或轻度半身不遂，或轻度语言謇涩。此时，风邪入中较浅，病情也轻。如《素问病机气宜保命集·中风论》载："凡人如觉大拇指及次指麻木或不仁，或手足不用，或肌肉蠕动者，三年内必有大风。《经》曰：肌肉蠕动，名曰微风。宜先服八风散、愈风汤、天麻丸各一料为效。"

《卫生宝鉴·卷七·中风见症》也提到："凡人初觉大指、次指麻木不仁或不用者，三年内有中风之疾也，宜先服愈风汤、天麻丸各一剂，此治未病之先也。"《医方类聚·卷之十三·诸风门一·和剂指南·论中风证候》："夫中风者，皆因阴阳不调，脏腑气偏，荣卫失度，血气错乱，喜怒过伤，饮食无度，嗜欲恣情，致于经道或虚或塞，体虚而腠理不密，风邪之气中于人也。"

　　古代医家刘河间、张元素，现代医家任继学、朱良春等在其处方中大多加用疏散外风之药，古今方剂成药中也大多加用疏散外风之药，代表方有《小品方》中的小续命汤，刘完素的三化汤、八风散、愈风汤、天麻丸、三生饮、转舌膏（丸），《古人验方》中的资寿解语汤、乌药顺气散，《圣济总录》中的大活络丹、地黄饮子，朱丹溪的大秦艽汤，《太平惠民和剂局方》中的凉膈散，《苏沈良方》中顺气匀风散、复正汤、顺气搜风汤、牵正散、醒脑再造丸等，方中用到了麻黄、川芎、桂枝、防风、防己、羌活、生南星、制天南星、生附子、生姜、防风、薄荷、天麻、白芷、白花蛇、乌梢蛇、全蝎、蜈蚣、僵蚕、地龙、威灵仙、细辛、葛根、桑叶、菊花、白蒺藜、蔓荆子、牛膝、木瓜、伸筋草、秦艽、独活、松节、苍耳子、苏叶、桑枝、白附子、豨莶草、海风藤、骨碎补、忍冬藤等疏风之药，这些药大多兼具内外风通治之效。

　　随着现代科技的发展，CT、MRI等影像学设备日渐普及，上述较轻的中风病患者，甚或无典型症状突然昏仆、不省人事、偏身瘫痪或麻木、语言謇涩、口眼㖞斜，或不仅昏仆而又见㖞僻不遂的患者，也因影像学检查得以确诊。目前，中风病中的缺血性中风约占整个中风病的80%，实际临床情况是这些患者中有相当部分的患者属于轻型，这就给使用祛风法治疗中风病提供了患者基础。在古代没有仪器设备的情况下，对于没有意识障碍的患者，中医只能根据其临床表现来辨证论治，使用疏散外风的治法、方剂与药物治疗中风病屡见不鲜，并且取得了不错的效果。

风邪（内风、外风）在本病的发展演变中是一个不容忽视的重要因素，重用祛风药对治疗本病有确切疗效。从《黄帝内经》至唐宋之前，对本病病因多以"外风"立论，并以此理论指导临床诊治经历了上千年。重用祛风药治疗缺血性中风是一种具有科学性的中医理论。天水名老中医王仲青、刘友陶使用疏散外风法治偏瘫的处方很早即被应用于临床。葛健文先生在学习继承前辈医家治疗经验和古代医籍治法的基础上，研制了"愈风汤"系列方。该系列方在临床取得了显著疗效，下面分证型予以介绍。

（1）风阳暴亢证

症状：卒然剧烈头疼，眩晕，呕吐，肢体瘫痪，震颤或见抽搐，烦躁不安，面色潮红，或见昏迷，舌红，舌体震颤，苔黄，脉弦劲。

治法：潜阳熄风。

方药：潜镇愈风汤加减。

处方：桑寄生15 g，杜仲15 g，珍珠母30 g，磁石30 g，代赭石30 g，钩藤12 g，生龙骨15 g，生牡蛎15 g，赤芍10 g，怀牛膝30 g，地龙10 g。

加减：如有痰热者，加天竺黄10 g、竹沥（兑入）20 mL、川贝10 g；烦躁不宁者，加栀子、黄芩各10 g；头痛甚者，加石决明 30 g、夏枯草 15 g；便秘者，加大黄 10 g。

（2）风痰闭神证

症状：突然昏仆，肢体瘫痪，鼾声痰鸣，或见抽搐，苔白腻，脉弦滑，或苔黄腻，脉滑数。

治法：搜风祛痰开窍。

方药：化痰愈风汤加减。

处方：半夏 10 g，茯苓 10 g，橘红 10 g，菖蒲 10 g，郁金 10 g，天南星 10 g，地龙 10 g。

加减：面白唇暗、静卧不烦者，配合苏合香丸 1 丸，6～8 小时 1 次，凉开水研化鼻饲，以燥湿化痰、醒神开窍；苔黄腻、脉滑数者，加天竺黄 10 g、竹沥（兑入）20 mL、竹茹 10 g，以化痰，配合灌服安宫牛黄丸 1 丸，6～8 小时 1 次鼻饲；抽搐、肢体强痉拘急者，加全蝎颗粒 3 g、蜈蚣 2 g，以息风解痉。

（3）痰火闭窍证

症状：突然昏仆，不省人事，两手握固，牙关紧闭，面赤气粗，舌红，苔黄腻，脉弦滑数。

治法：清热涤痰开窍。

方药：清涤愈风汤加减。

处方：法半夏 12 g，茯苓 12 g，陈皮 10 g，生石膏 30 g，菖蒲 10 g，黄连 6 g，黄芩 10 g，焦栀子 10 g，郁金 10 g，枳实 5 g，大黄 10 g，羚羊角（冲服）3 g。

加减：大便数日未行者，可合用星蒌承气汤或大承气汤，以通腑泻热；痰多者，加竹沥（兑入）30 mL，以化痰；抽搐、肢体强痉拘急者，加全蝎颗粒 3 g、蜈蚣 2 g，以息风解痉，配合灌服安宫牛黄丸1丸，6～8小时1次，鼻饲。

（4）瘀阻脑络证

症状：舌强语謇，口眼歪斜，半身不遂，肢体硬瘫，并见头部刺痛，头晕目眩，舌紫暗，或有斑点，脉弦或涩。

治法：化瘀通络。

方药：通脑愈风汤加减。

处方：当归15 g，川芎10 g，桃仁10 g，红花10 g，水蛭3 g，蟹爪15 g，生姜汁（兑入）5 mL。

加减：瘀血甚者，可加地龙10 g、丹参10 g、三七粉3～6 g；气短、息弱者，加人参10 g、黄芪15～30 g。

（5）气虚血瘀证

症状：半身不遂，偏身肢体麻木或痿软，语言謇涩或不语，口舌歪斜，神疲乏力，气短懒言，心悸头昏，面色㿠白，手足肿胀，舌暗淡嫩，有齿痕，脉弱而涩或沉细。

治法：补气活血化瘀。

方药：复元愈风汤加减。

处方：白人参10 g，黄芪60 g，归尾6 g，川芎6 g，桃仁10 g，地龙10 g，红花10 g，水蛭3 g，杜仲15 g，生甘草3 g，葛根30 g。

加减：语言謇涩或不语、口舌歪斜者，可选加菖蒲10 g、鸡血藤30 g、白附子6 g、僵蚕10 g等，以化痰通络；吐痰流涎者，加制半夏10 g、菖蒲10 g、制南星10 g、远志10 g，以化痰。

（6）血虚动风证

症状：肌肤不仁，手足麻木，口眼歪斜，语言不利，口角流涩，半身不遂，苔白，脉弦。

治法：养血熄风。

方药：养血愈风汤加减。

处方：当归10 g，白芍10 g，川芎10 g，制首乌30 g，鸡血藤30 g，桑寄生15 g，秦艽10 g，防风10 g，葛根10 g。

加减：语謇、流涎者，加菖蒲10 g、僵蚕10 g、白附子5 g，以化痰通络；头晕、面白者，加阿胶5 g，以养血柔肝。

（7）阴虚动风证

症状：半身不遂，肢体麻木，语言謇涩，眩晕耳鸣，心烦失眠，手足拘急或蠕动，舌红苔少或光剥，脉细弦。

治法：滋阴熄风。

方药：滋阴愈风汤加减。

处方：生地黄15 g，生牡蛎（先煎）30 g，生龟板（先煎）10 g，麦冬10 g，石斛12 g，生鳖甲（先煎）10 g，元参15 g，白芍15 g。

加减：头痛、面赤者，加怀牛膝10 g、代赭石（先煎）30 g，以潜镇平肝；口歪、偏瘫者，加白附片5 g、地龙10 g，以通络；语言謇涩者，加远志10 g、菖蒲10 g、僵蚕10 g，以化痰通络。

葛健文先生又结合多年的临床经验和中医治疗此病的研究成果，以疏散外风为主，配合补益肝肾、活血化瘀之法组方，制成"豨蛇治瘫丸""芪芍护脑荣筋胶囊"。经临床验证发现，原先需分风痰瘀阻、气虚血瘀、阴虚动风三型进行辨证施治的证型，现在只需加用本制剂即可收到良好的疗效。

二、治疗胸痹心痛经验

胸痹心痛是指以胸部闷痛甚则胸痛彻背、喘息不得卧为主症的一类疾病，轻者仅感胸闷隐痛、呼吸欠畅，重者心痛彻背、背痛彻心。《灵枢·五邪》指出："邪在心，则病心痛。"《素问·缪刺论》有"猝心痛""厥心痛"之称。《灵枢·厥论》把心痛严重并迅速造成死亡者，称为"真心痛"，谓："真心痛，手足青至节，心痛甚，旦发夕死，夕发旦死。"汉代张仲景《金匮要略》正式提出"胸痹"名称。《太平圣惠方》将心痛、胸痹并列。

胸痹心痛主要包括冠心病、心绞痛、心肌梗死、心肌炎、心肌病、心脏神经官能症等。

1.病因病机

本病证的发生多与寒邪内侵、饮食失调、情志失节、年迈体虚等因素有关。汉代张仲景在《金匮要略》中把本病的病因病机归纳为"阳微阴弦"，即胸阳不振，阴寒凝结。《医门法律·中寒门》曰："胸痹心痛，然总因阳虚，故阴得乘之。"《杂病源流犀烛·心病源流》曰："总之七情之由作心痛。"本病多见于中老年人，主要病机为心脉痹阻，病位在心，涉及肝、脾、肾等脏。

本病属"本虚标实"，其本为心气虚，多兼阴（阳）虚，因气虚无力推动血之运行，而生瘀血痰浊，此时虽有心血瘀阻之证，用活血化瘀法暂可缓解，但往往不久病情又会复发。

2.证治经验

此病中医治法颇多，针对气滞、血瘀、寒凝、痰浊而疏理气机、活血化瘀、辛温通阳、泄浊豁痰，惟近采用活血化瘀法治此病者几占主导地位，其他治法鲜被运用。

气为血帅，气行则血行，气虚则血瘀。活血化瘀只是治标之计，仅可暂用，过用久用易伤人正气而耗阴血，且阴阳互根，心气虚久未有不致心阴亏耗者。冠心病患者多有气阴两虚之证，补气益阴可使气旺阴足而血行，故补益气阴为治本之道，临证之际，不可不知。

3.临床应用

以生脉散加味组方，药用：白人参9g，麦冬9g，五味子6g，炙甘草6g，降香6g，郁金4.5g，远志6g。方中人参、炙甘草补气养心宁神，麦冬、五味子养阴生津，降香、郁金活血理气以通络，远志通心气宁心神。全方共奏补气养阴、活血宁神之功。本方以补为主，补中寓通，紧扣冠心病本虚标实、因虚致实之特点，充分体现了"补而不壅滞、滋而勿黏腻、活瘀勿耗血"的观点。

临证加减：气虚甚可加炙黄芪，亦可用西洋参、太子参、党参替代人参；胸痛较剧加桂心、丹参；胸闷憋痛加瓜蒌、薤白、枳实；心悸少寐加酸枣仁、柏子仁、茯神；心阴虚加生地黄、元参；小便不利加茯苓、泽泻、木通等。本治法以补益气阴为主，辨证论治，相比单用活血化瘀药疗效显著且不易复发。

三、治疗脾胃病经验

脾主运化，主升清，主统血，主肌肉、四肢；胃主受纳，腐熟水谷，以通为用，以降为顺。脾胃互为表里，共有"后天之本"之称。脾升胃降，脾胃是人体气机升降的枢纽。五脏六腑、四肢百骸皆赖脾胃运化水谷之精微所濡养，脾胃的病理表现主要是受纳、运化、升降、调摄等功能的异常。脾喜温燥而恶寒湿，胃喜润而恶燥，若脾运化水谷精微之功能减退，则机体运化吸收功能失常，可致纳滞、泄泻、倦怠、消瘦等病证；运化水湿功能失调，可产生湿、痰、饮等病理产物。若胃受纳、腐熟水谷及通降功能失调，可致胃痛、痞满、便秘等病证；若胃气失于和降而上逆，可致嗳气、呕吐、呃逆等病证。

1.病因病机

脾胃病证的发生与感受外邪、饮食不节、情志失调、禀赋薄弱等密切相关。

脾胃位居中焦，为后天之本，气血生化之源，脏腑经络之枢。无论外感还是内伤诸病的发生，皆与脾胃功能的强弱有着密切关系。脾胃健运则水谷能化，精微得运，脏腑得以濡养，邪气自无由入。正如《素问·阴阳应象大论》云："谷气通于脾。六经为川，肠胃为海，九窍为水注之气。九窍者，五脏主之。五脏皆得胃气，乃能通利。"

2.证治经验

"内伤脾胃，百病由生"，故调理脾胃是防病治病、益寿延年的重要法则。在脾胃病诊治中应先分虚实寒热，"实则阳明，虚则太阴"。实证以寒邪客胃多见，又有胃中蕴热、肝胃气滞、湿浊中阻、瘀血阻滞；虚证以脾胃亏虚多见，又有气虚、阳虚之不同。脾胃居中焦，为气机运行之枢纽，以理气和胃为要，如景岳所云："胃脘痛证，多有因食、因寒、因气不顺者。然因食因寒，亦无不皆关于气，盖食停则气滞，寒留则气凝，所以治痛之要，但察其果属实邪，皆当以理气为主。"脾为阴土以升为健，胃为阳土以降为顺，气虚气陷当益气升提，胃实气逆当降逆和中，临床多升降并用，清气升则浊可降，浊气降则清可升，一升一降，开泄痞塞，疏利气机。

脾胃病多有气滞之病机，病位虽在脾胃，但与肝胆密切相关。肝主疏泄，胆主决断，情志不舒，肝郁气滞，横逆而犯胃，致胃气不和，通降失司；胆气不利，疏泄失和，正如《丹溪心法·六郁》载"气血冲和，万病不生；一有怫郁，诸病生焉"，而《医碥·郁》又有"郁而不舒，则皆肝木之病矣"一说。

《素问·宝命全形论》云："土得木而达。"《医学求是》云："少阳为中气之枢纽，枢轴运动，中气得以运行。"肝主疏泄，调畅气机，脾胃的升降与肝气的疏泄相关，肝气的升发调节脾胃的升降，脾（胃）必得肝木之疏泄，才能使纳化升降如常，司水谷之运化，旺气血之源泉。肝疏泄正常，则脾气能升，胃气得降，升降协调，纳运正常。若肝气郁结，不能疏泄脾土，"木不疏土"，或脾虚湿滞，肝木之气相乘，"湿壅木郁"，则脾气呆滞，运化失健，胃气壅滞而生痞满、疼痛等症。肝也有赖于脾之柔润濡养，方不致刚强过胜，得精血之濡养，始有条达之性、疏泄之权。肝胆能疏泄脾胃，脾胃能濡养肝胆，两者相辅相成，即"木赖土以滋养""土得木以疏通"而为"肝脾调和"。治疗中应重视肝脾之气的升发与条达，正所谓"治胃先理脾，理脾先疏肝"，临床可用川楝子、郁金、佛手、香附、柴胡等。

3.临床应用

胃脘痛宜辨虚实、寒热等，应以理气和胃止痛为基本原则，但需审证求因、审因论治，"通则不痛"为治痛大法，但通不仅是通下之法，散寒、消食、理气、泄热、化瘀、除湿、养阴、温阳等均为"通"。古人云"胃以通为补"，调气以和血，调血以和气，下逆者使之上行，中结者使之旁达，虚者助之使通，寒者温之使通，均为通之法。治疗应以虚实寒热为纲，对于大多数轻症患者，各以一基本方为主进行加减，即用香苏散、良附丸、百合汤、丹参饮等四方化裁。紫苏用梗，取和中理气之效，虚加人参、黄芪、白术（其中，血虚加当归、白芍，阴虚加南沙参、石斛），寒加吴茱萸、干姜，热则去良姜加黄芩、黄连、焦栀，兼瘀血加元胡、三七等。

气滞者常见胃脘胀痛，痛连两胁，遇烦恼则痛作或痛甚，泛酸、嗳气、矢气则舒，苔薄白，脉弦。《临证指南医案》云："肝为起病之源，胃为传病之所。"脾宜健，肝宜疏，胃宜和，胃气以降为顺，若胃气不降，则亦可导致或加重肝郁。故治以疏肝和胃、行气止痛，药用白芍、甘草柔肝缓急止痛，川楝子、延胡索疏肝行气、活血止痛，香附、乌药、沉香行气和胃，海螵蛸制酸止痛。痛甚加九香虫，恶心加姜竹茹，泛酸加煅瓦楞子，便秘加生大黄，便黑加炒地榆、仙鹤草。

又有胃脘胀闷不适，即出现"心下痞"之病证，正如《伤寒论》第149条所载"但满而不痛者，此为痞"，多因忧郁气结、饮食不当及其他疾病治疗影响等伤及脾胃之气，邪热乘虚内犯，使脾胃不和，寒热错杂，虚实互见，升降失常，气机痞结中焦。《伤寒论》第149条又云："柴胡不中与之，宜半夏泻心汤。"由此，可效法仲景半夏泻心汤法，采取散痞和胃法，方用半夏、干姜、川厚朴，以辛开温散、和胃降逆消痞，辅以太子参、甘草、白芍补中益气、扶正祛邪，佐以苦寒降火之黄芩、黄连、蒲公英清热散结。全方辛苦并用以顺其升降，寒热并进以和其阴阳，补泻同施以调其虚实。

脾胃病属阴虚者多为胃阴不足，临床亦不少见，常见胃痛隐隐、口干咽燥、大便干结、舌红少津、脉细数等症。本证多因患者平素嗜食辛辣之品或饮酒过度耗损胃阴，或肝气郁结、气郁化火、郁热伤阴、胃失濡养、和降失常所致。临床治疗应以滋阴和胃为本，运用甘寒养阴、酸甘化阴之药，避免苦燥、阴腻之弊。同时，应兼顾疏肝泻热，疏肝可防肝郁化火，亦利于胃气和降；泻热可治胃内邪火，又兼制郁火。以百合汤滋阴疏肝和胃，辅芍药、甘草酸甘化阴、缓急止痛。

幽门螺杆菌感染从微观辨证当属热毒。现代药理研究证实了蒲公英有抗幽门螺杆菌的作用，在有幽门螺杆菌感染证据时常配之以清热解毒。临床幽门螺杆菌感染的慢性胃炎患者多见实证、热证，治疗应以清热解毒为主，可用黄连配蒲公英。对于胃热呕吐证，症见恶酸腐臭味呕吐物或黄色苦水、舌脉皆热象者，可用黄连配竹茹；症见食积胃脘、气滞不通的胃痛或痞满者，可用枳实配槟榔。对于表现出久治不愈、胃酸缺乏而成一派胃阴不足之象的慢性萎缩性胃炎者，可用乌梅与石斛配伍治疗。

治疗时应注意顾护胃气，多选用药性平和之品。理气药若辛燥太过则易耗伤阴津，可选用陈皮、川厚朴、苏梗、木香、枳壳、佛手、郁金、延胡索等理气不伤阴之品；养阴忌滋腻之品，以防助湿碍胃，可选用沙参、麦冬、干地黄、石斛等药；清热忌过用苦寒之药，以免耗伤阳气；补脾温中忌温热太过，以免耗伤胃阴而生火化燥。

此外，临床要注意中老年患者的胃脘疼痛，因为有不少患者可能为"真心痛"。对于此类患者应及时行心电生理检查，避免耽误救治。对于出现早期征兆的恶性病变患者，应借助现代诊疗手段进行鉴别。此非片面之中西医结合，实为延伸我中医之触觉耳。

四、治疗泄泻病经验

泄泻病是常见的胃肠病证，以排便次数和排便量增多、粪质稀薄，甚至泻出如水样为主症。

这里讨论的泄泻病专指西医学中的慢性肠炎。该病以病程较长且超过3周为特点，易反复发作，缠绵难愈。对于此病，西医除对症治疗外缺乏特异性治疗，而中医药却有着较好的疗效。

1.病因病机

《医学心悟·泄泻》云："湿多成五泻，泻之属湿也，明矣。然有湿热，有湿寒，有食积，有脾虚，有肾虚皆能致泻，宜分而治之。"泄泻多由脾胃运化功能失常和湿邪内盛所致。湿邪由外感和内伤引起，天水属于陇东南地区，区内气候湿润，人们易受湿邪影响。湿邪外受，困遏脾阳，致脾失运化、水谷不化，与湿浊混杂而下成泄泻。饮食失调导致脾胃功能失常，脾失运化，清气下陷，湿浊内生，水谷精微不走常道与湿浊糟粕混杂而下，亦成泄泻。脾胃虚弱、水湿不化是慢性肠炎的主要病机，正如《景岳全书·泄泻》所载："泄泻之本，无不由于脾胃……若饮食失节，起居不时，以致脾胃受伤，则水反为湿，谷反为滞，精华之气不能输化，乃致合污下降，而泻痢作矣。"现代人生活压力大，忧思善怒致肝气郁滞、失于条达。肝气横逆犯脾，致脾运失健、水谷下趋而为泄泻。久病久泻，或年老体衰、肾阳衰微不能温煦、脾阳不振阴气内盛，则成泄泻。又如《景岳全书·泄泻》云："命门火衰，而阴寒独盛，故于子丑五更之后，当阳气未复，阴气盛极之时，即令人洞泄不止也。"

2.证治经验

（1）湿困脾虚-健脾化湿

外感湿邪，湿浊困脾，久泻失治，致脾气亏虚、脾运失健者，临床常见大便溏泻，反复发作，脘腹胀闷，腹痛肠鸣，食后尤盛，纳食减少，水谷不化，肢倦乏力，舌淡苔白，脉细弱。健脾化湿是治疗慢性肠炎腹泻的基本法则，正如《杂病源流犀烛·泄泻源流》所云："脾强无湿……何自成泄？"可用四君子汤、参苓白术散治疗慢性肠炎腹泻，药选茯苓、白术、山药、薏苡仁、苍术、扁豆等。若感受湿热，或湿郁化热、湿热下注，症见泻下急迫、腹痛即泻（或泻而不爽）、口干尿赤、舌红苔黄腻，如《素问·至真要大论》云："暴注下迫，皆属于热。"当清热化湿时，方用葛根芩连汤，药选葛根、黄芩、黄连、白头翁、黄柏等。若外感寒湿，过食生冷，湿从寒化，症见泻下清稀如水，方用藿香正气散、藿朴夏苓汤，药多选藿香、陈皮、厚朴、半夏、白术、木香等。古人有"治湿不利小便，非其治也""小便利则大便实矣"的论述，治泻之时分消利尿最为常用，方用四苓散、六一散，药如车前子、滑石、泽泻，每每随方加用。又大肠与肺相表里，泄在下而与肺亦相关，也可用"逆流挽舟"之法治疗，药用桔梗、防风、葛根、白芷等，使肺气宣通、水道通调，则泄泻自止。

（2）肝郁犯脾–疏肝运脾

现代人工作、生活压力较大，长期烦恼郁怒、忧愁思虑，肝气失于条达舒畅而横逆犯脾，造成脾胃升降功能失调，运化失职，清浊不分，混杂而下。患者临床多表现为纳谷不馨，嗳气时作，腹胀腹痛，腹痛即泻，泻后痛减，时有肠鸣，大便次数增多，或大便不爽，夹有黏液，每因抑郁恼怒或情绪紧张而发，苔腻脉弦。治以疏肝运脾、行气导滞，方用痛泻要方、逍遥散等，药多用柴胡、香附、白芍、枳壳、玫瑰花、乌药、防风等。此外，要注意加用健运脾胃的药物，实脾从而抑制肝木之克伐，酌加茯苓、白术、党参、山药等。久泻伤及阴津，肝体阴而用阳，疏肝理气之品不可过用，以免辛燥更伤阴液，可用绿萼梅、香橼、佛手、八月札等平和之品。在药物施治的同时，需调畅情志，肝气条达、脾运得健则泄泻可愈。

（3）脾肾阳虚–温补脾肾

泄泻日久，脾胃虚弱，气虚及阳或老年肾亏，脾肾阳虚，失于温煦，肾气不固，肠道传导失司，水谷下趋肠道而泻。患者临床多表现为面色萎黄，精神不振，肢倦乏力，饮食减少，食后脘闷不舒，稍进生冷油腻则大便次数明显增多，腹胀肠鸣，完谷不化或黎明泄泻，形寒肢冷，腰腿酸软，舌质淡苔薄白，脉象沉细或细弱。治当益气健脾、温阳补肾，酌加涩肠止泻之品，以参苓白术散、四神丸、桃花汤等加减，药用补骨脂、肉豆蔻、葫芦巴、附子、炮姜、五味子、伏龙肝等。《素问·阴阳应象大论》有"清气在下，则生飧泄"之说，对于久泻不止者则应补脾升阳，加黄芪、柴胡、升麻等。久泻又易伤津耗气，若无实邪，当宜固涩，正如《医宗必读·泄泻》所载"泄泻日久，幽门道滑，虽投温补，未克奏功，须行涩剂"，可加石榴皮、椿根皮、乌梅、诃子、伏龙肝、赤石脂等。其中，赤石脂主含水硅酸铝，性温味甘涩，《本经》曰其"主泄利肠澼"，涩肠止泻，温里固脱。现代药理研究证实，赤石脂有吸附作用，能吸附消化道有毒物质及食物异常发酵的产物，保护消化道黏膜，利于消化道黏膜的修复。治泻需用温涩时，可将赤石脂与肉桂同用，虽然二药属于"十九畏"配伍禁忌之一，但经临床经验证实，二药合用无不良反应，且止泻效果更佳。泄泻日久，多有虚实寒热互见，此时则治宜寒热并用、补泻兼施，方如连附理中汤、甘草泻心汤、生姜泻心汤、乌梅丸改汤剂等。

五、治疗肾水病经验

肾水病在中医里有"水肿""癃闭""关格""血证""虚劳""眩晕"等不同表现和称谓，症状复杂多变，治疗十分棘手，预后较差。

此处肾水病指慢性肾功能衰竭，是由各种原因造成的慢性进行性肾实质损害，致使肾功能减退、代谢产物潴留、水电解质及酸碱平衡失调和全身各系统受累的一组综合征。

1.病因病机

肾藏精，寓元阴元阳，为人体生长、发育、生殖之源，生命活动之根，故称"先天之本"。肾主水液，在调节人体水液平衡方面起着极为重要的作用。若肾中精气的蒸腾气化失司，可导致水液运化障碍，出现水肿。肾与膀胱相表里，若肾与膀胱的气化失司，可导致水道不利，出现淋证、癃闭、尿浊。以上病证日久不愈，可致肾气衰惫，形成关格。肾阴亏虚，水不涵木，肝阳上亢，可致眩晕；肾水不足，阴不济阳，虚火上乘，心肾不交，可致心悸、不寐；肾不纳气，气不归元，可致哮喘；肾阳虚衰，火不暖土，可致五更泻；肾主骨生髓，肾精亏损，脑髓失充，可致健忘、痴呆。

本病发病较隐袭，初期多不引人注意或毫无不适症状，每因劳累、感受风寒湿热毒邪及过食肥甘诱发或加重。病机则主要为脾肾两虚、气血阴阳俱损、开阖失司、运化无权、湿浊内盛，甚或溺毒泛溢、久病血瘀等。

2.证治经验

（1）和胃理气、升清降浊法

本法适用于湿浊中阻、脾胃升降失调者。症见恶心呕吐频作，食欲减退，脘腹痞满，身倦乏力，嗜睡神疲，舌淡苔腻，脉沉滑。方用小半夏加茯苓汤、左金丸、吴茱萸汤、二陈汤、平胃散等，药用半夏、陈皮、茯苓、生姜、黄连、吴茱萸、党参、苍术、厚朴、大枣、伏龙肝、紫苏、藿香、佩兰等。

（2）通腑泻浊法

本法适用于水湿毒邪蕴结在内、胃肠气机逆乱者。症见脘腹痞满，呃逆泛恶，纳呆，便秘，尿少水肿，苔滑腻或黄腻，脉弦滑。方用侯氏黑散、温脾汤等，药用菊花、白术、防风、桔梗、黄芩、细辛、茯苓、川芎、牡蛎、桂枝、二丑、附子、大黄、芒硝、当归、干姜、人参、甘草、生首乌、枳实等。

（3）补肾助阳滋阴法

本法适用于肾阳衰微、真阴亏耗者。症见头晕耳鸣，四肢逆冷，腰酸腿软，心烦，口干，尿少，水肿，舌淡无苔，脉沉细弱或虚大。方用地黄饮子、肾气丸、左（右）归丸等，药用熟地黄、巴戟天、山茱萸、茯苓、石菖蒲、远志、五味子、山药、麦冬、枸杞子、石斛、肉苁蓉、附子、肉桂等。

（4）健脾益气补血法

本法适用于脾肾两亏、气血不足者。症见头晕目眩，心悸气短，神疲倦怠，寐少目糊，时有鼻衄、齿衄及黑便，面色萎黄或晄白，舌淡脉沉弱。方用人参养荣汤、十全大补汤等，药用黄芪、当归、生熟地黄、白芍、枸杞子、五味子、人参、鹿角胶、阿胶、龟甲胶等。

（5）补益肝肾、育阴潜阳法

本法适用于肝肾阴虚、风阳上扰者。症见头晕头痛，视物模糊，耳鸣，五心烦热，口干欲饮，夜寐不宁，腰膝酸软，肢体抽搐，尿少浮肿，舌红苔白，脉弦细数。方用杞菊地黄丸、建瓴汤，药用夏枯草、枸杞子、菊花、地黄、生白芍、牛膝、龟板、决明子、代赭石、龙骨、牡蛎、山茱萸等。

（6）活血化瘀法

本法适用于血瘀络阻者。症见心烦浮肿，头痛头昏，烦躁不安，身热疲乏，皮肤瘙痒，口干但欲漱水不欲咽，肌肤甲错，舌暗滞有瘀斑点，舌下脉络曲张，脉细涩。方用桃红四物汤、丹参饮，药用丹参、桃仁、红花、赤芍、川芎、泽兰、牡丹皮、益母草、大血藤、牛膝等。

（7）凉血止血法

本法适用于血热妄行者。症见吐血，咯血，紫癜，溺血，便黑，舌红苔薄黄，脉弦数。方用犀角地黄汤、十灰散、小蓟饮子，药用犀角（水牛角代）、生地黄、赤芍、丹皮、白茅根、大蓟、小蓟、侧柏叶、茜草根、蒲黄、藕节、竹叶、黄芩、栀子、玄参等。

（8）清热解毒法

本法适于热毒壅盛侵入血分者。症见身热，头痛，口干烦躁，尿赤短少，舌暗红苔黄，脉弦数。方用银翘散、五味消毒饮、黄连解毒汤，药用金银花、连翘、野菊花、紫花地丁、白花蛇舌草、蒲公英、黄连、黄芩、栀子、薄荷、芦根、牛蒡子、竹叶、赤芍、小蓟、白茅根等。

六、治疗消渴类病经验

消渴是指以多饮、多食、多尿、乏力、消瘦或尿有甜味为主要症状的一类病证，属西医学糖尿病范畴，是一种代谢性内分泌疾病，但消渴仅能概括显性糖尿病，部分患者并无显性症状，且体型肥胖，故统称为消渴类病。

从目前接触到的患者来看，单凭临床症状来诊断显然是不够的，因为许多患者仅化验出血糖、尿糖异常，而无临床症状。另外，就糖尿病本身的症状而言，用目前已有的中西医药治疗后，对患者的危害已逐渐减少，而其并发病和兼证对患者的威胁相对较大。

1.病因病机

消渴病包括上、中、下三消，成因有先后天之分，多由过食肥甘、饮食不节、先天不足、素体阳亏或恣情纵欲、情志失调、劳伤过度而致阴津亏耗、燥热偏盛。《灵枢·五变》载："五脏皆柔弱者，善病消瘅。"《素问·奇病论》云："此肥美之所发也，此人必数食甘美而多肥也，肥者令人内热，甘者令人中满，故其气上溢，转为消渴。"《临证指南医案·三消》说："心境愁郁，内火自燃，乃消症大病。"《外台秘要·消渴消中》说："房劳过度，致令肾气虚耗，下焦生热，热则肾燥，肾燥则渴。"消渴病位主要在肺、胃、肾，主要病机是阴虚燥热，阴虚为本，燥热为标。

脾虚亦为本病的病机之一，可见于病程的各个阶段。肺燥、胃热、肾虚虽然是糖尿病演变的重要过程，但往往是热盛而湿郁之候，对于老年患者或疾病中后期患者则见风寒湿困脾。由于现代人与古代人所处的环境及生活条件都有所不同，不一定都具备三消。有的患者毫无症状，却在检查中发现血糖高于正常；有的患者口渴尿多或轻或重，而无多食；部分患者经多年治疗，已无消渴之典型症状，由此强调辨证必先求因。目前，物质丰富、生活优裕、饮食不节、工作劳神、贪图安逸、缺少运动等均是糖尿病发病的主要原因。

2.证治经验

治疗消渴病，首先应将辨病与辨证相结合，对血糖、尿糖、糖耐量检查及其他检验应予足够的重视。先辨上、中、下三消之主次，再辨燥热与阴虚的标本轻重。其次，应结合每位患者的具体情况，选用适合他们并且容易办到的方法，如饮食疗法、体育疗法、气功疗法等，以调整机体整体机能，逐渐改善全身情况，从而使症状逐渐减轻、消除，以恢复健康。用药时，要重视养阴，有燥热者必须清热；对下消日久、气血阴阳俱亏损者，应当阴阳气血并补。消渴病兼证比较复杂，应予以警惕、及早预防，一旦出现兼证要及早处理。

（1）细辨证，立健脾化湿之法

脾为后天之本，饮食不节、宿食停滞均可损伤脾胃。脾失健运，湿浊内蕴，久而化热，热灼伤阴，津不上承又致肺燥，故而口渴喜饮；胃热化燥伤津，大肠无津以润，二阳结热，见多食、便秘。现代医学认为，过多摄入碳水化合物、脂肪、蛋白质等会导致肥胖，呈现胰岛素抵抗诱发2型糖尿病，这与中医学认识相一致。有些三多症状不明显或无三多之症而反见脘腹痛胀、不思饮食者，其形体大多肥胖，常伴四肢困重、舌苔厚腻，这些症状多由脾虚失运、湿浊中阻所致。总之，消渴病多以饮食劳倦为因，脾肾两虚为本，湿浊内蕴、燥热津伤为标，病变涉及肺、胃、肝、肾等诸多脏腑，故健脾化湿、抚脾益胃、保护后天在糖尿病的治疗中具有重要的意义。因此，在诊治本病时，寒湿困脾者，可施以健脾化湿、温运脾阳；湿热内蕴者，可施以健脾化湿清热。

（2）巧用药，收抚脾降糖之功

对寒湿困脾者，在治疗上多以抚脾汤1号方加减，常用苍术、陈皮、厚朴、白术、法半夏、白豆蔻、茯苓、生苡仁、鸡内金。其中，苍术化湿醒脾之力较强，为化湿之圣品，是临床除湿之要药，现代药理研究证实其有降血糖的作用；白豆蔻或草豆蔻及鸡内金多取散剂冲服，因散剂冲服之疗效优于汤剂煎服之疗效，其对脾虚纳呆、舌苔厚腻或积粉苔、久治无效者疗效尤著；茯苓、生苡仁既能淡渗中焦之湿，又能补益脾气，有补而不腻的特点。气郁佐柴胡、香附，疏肝解郁以治肝木侮土；脾虚佐党参以助脾气，但量不宜大，恐其滋腻碍湿。

对湿热内蕴者，症见口渴而不欲饮，多食或似饥而不欲多食，舌红，苔黏腻或黄腻，以抚脾汤2号方加减，药用黄芩、黄连、生苡仁、茯苓、生山楂、枳实、大黄、滑石、藿香、清半夏。其中，黄芩清热燥湿；半夏、黄连辛开苦降，黄连尚有改善胰岛素抵抗之效；生山楂开肠胃积滞；枳实、大黄降气通腑，给湿热以去路。如热清而湿未除，可加生苡仁、茯苓淡渗利湿以健脾，切忌先用补脾之药使湿热壅滞加重，亦不可过用苦温而化燥助火。

（3）探病机，擅治消渴之变证

中医药虽单用不能使血糖达标，但配合降糖西药，可保持血糖的稳定，并减少西药药量和副作用，中药之优势在于预防和减轻糖尿病相关慢性并发症的发生和发展。

1）糖尿病周围神经病变

在糖尿病慢性并发症的治疗中应注意标本兼治，糖尿病发病的主要原因是阴虚燥热，而在疾病的发展过程中，也可能出现血瘀、痰湿等病理变化。糖尿病周围神经病变是糖尿病最常见的慢性并发症之一，也是糖尿病患者致残的主要原因，主要表现为疼痛、感觉异常，四肢呈对称性"手套或袜套"样感觉障碍，夜间及寒冷情况下加重。古代文献并无此病名，据其临床表现应属中医学"痹病""血痹""痿病""麻木""不仁"等范畴。中医对本病的认识历史悠久，历代医家均有较为详细的论述，如《丹溪心法》中描述消渴病可出现"腿膝枯细，骨节酸疼"；宋代《卫生家宝》载肾消"腰脚细瘦，遗沥散尽，手足久如竹形，其疾已牢矣"；金代李杲在《兰室秘藏》中描述消渴患者有时有"上下齿皆麻，舌根强硬，肿疼，四肢痿弱，前阴如冰"；《金匮要略·血痹虚劳》载"血痹，阴阳俱微，寸口关上微，尺中小紧，外证身体不仁"。糖尿病周围神经病变机理与消渴病日久，伤阴耗气，气阴两虚，甚至阴阳俱虚，气虚血瘀，脉络痹阻，气血不能濡养四肢，阳气不能布达四末，以及久病损伤肝肾，肝肾亏虚，筋骨失养有关。络脉痹阻是糖尿病周围神经病变的基本病机，临床所见该病患者常表现为风寒湿邪气留滞，痰湿、湿热诸邪阻滞经脉气血，气血不能布达于四肢，导致肢体失养而手足逆冷麻木。该病属本虚标实，本虚在于气阴不足，阴津耗损，内有虚热；标实在于痰浊闭阻，瘀血阻滞，痰瘀交阻，络脉不通，其中标实是糖尿病周围神经病变发病的直接病因。临床上可按"血痹"辨证施治，酌情加入养血、疏风通络之品，可选用生黄芪、陈皮、鸡血藤、桑枝、木瓜、当归、川芎、赤芍、白芍、桃仁、红花、制乳没等。糖尿病周围神经病变主要因瘀血引起，并伴有血液黏滞度升高，因此在治疗时常辅以水蛭、土鳖虫、地龙、乌梢蛇、全蝎、蜈蚣等虫类药搜风剔络，提高疗效。

2）糖尿病合并心血管疾病

老年2型糖尿病合并冠心病患者多属气阴两虚、心脉痹阻，治疗基本方以生脉散为主。根据病情，白人参、红参、西洋参、参须或人参叶均可单用或合用，要注意冠心病"实"的一方面，除瘀血、气滞、痰凝外，尚有阴寒凝滞，故可用干姜、川乌头、附片、细辛等温阳散寒之品，剂量依临床表现和辨证结果可大可小，也可由小量渐加至大量，病情缓解后可配散剂或丸剂、胶囊剂巩固疗效。

3）糖尿病合并脑血管病

此合并症临床上多为缺血性中风，可按中风病论治，需注意阴津亏耗之本。气阴两虚、络脉瘀阻为糖尿病合并缺血性中风的基本病机。阴虚火旺、燥热、炼津成痰致血液黏滞；或肝肾阴虚，阴虚阳亢，瘀血、风痰阻于脑络，蒙蔽清窍而发中风。气虚则帅血无力，不能鼓动血液循环；瘀血既是消渴病最常见的病理产物，同时又是缺血性中风最直接的病因。气阴两虚和瘀血阻滞是消渴病合并缺血性中风的基本病理基础，为本虚标实之证，以阴虚气虚为本，瘀血为标。所以滋阴益气活血是本病标本兼顾之基本治法，药可用生地黄、麦冬、玄参、生首乌、黄芪等。阴虚热盛、炼液为痰，致痰瘀互结，阻碍脑髓，脉络不通，故可痰瘀同治，药选水蛭、天竺黄、石菖蒲、毛冬青、丹参、土鳖虫、三七等。消渴合并中风者多为老年人，其肝肾阴精亏虚，脑脉失养，髓海空虚，即所谓"肾虚脑髓空"，故在益气活血的同时，应注重补益肝肾，中药可选用枸杞子、女贞子、益智仁、何首乌、龟板胶、鸡血藤等。中风恢复期和后遗期，实证渐去，虚证渐显，虚实夹杂，在服药的同时配合针灸、理疗及推拿、中药熏洗等治疗，早期加强功能锻炼和心理疏导，对中风病的恢复均有重要意义。

4）糖尿病肾病

糖尿病肾病是最常见的慢性微血管并发症之一，是导致终末期肾病的主要病因。糖尿病肾病的中西医发病机理均较为复杂，早在《黄帝内经》中就有对糖尿病及其并发症的描述，其属于"水肿""肾劳""虚劳""关格"等范畴。糖尿病肾病由糖尿病发展而来，其病因病机主要是消渴日久，阴津亏耗，渐至气伤，而致气阴两虚；又或先天禀赋不足，五脏虚弱，加之后天饮食不当，致使脾胃受损，积热伤津，津液不足，脏腑经络失于濡养，肾脏受累，而致脾肾亏虚、气虚血瘀之证；阴损及阳，阴虚则阳亦伤，阴阳两伤，精微外泄而水湿停滞，浊毒内停，脉络瘀阻，发为瘀浊内蕴、水湿泛溢之证。主要病机是阴津亏耗，肾阴不足，日久气阴两伤，阴损及阳，阴阳两亏，脾肾两亏，加之痰浊、瘀血阻滞而成，为虚实夹杂之证。脾胃虚损，运化失司，水湿潴留；肾虚则封藏失职，精微下泄，不能化气行水，则水湿内停。若病情持续发展，脾肾俱衰，久则阳衰浊毒瘀阻，内生之湿浊痰瘀胶结化毒，湿痰瘀毒滞于肾络，瘀阻水道，水液运行不畅，最终导致虚、毒、瘀并存。本虚责在脾肾，以肾为根本，标实为湿浊瘀血之毒，当其发展至肾功能衰竭的尿毒症期时，已是阴损及阳、气血阴阳俱损，水湿浊毒泛滥。因肾乃先天之本，主藏精气而内寓真阴真阳，为全身阳气、阴液之根本。病程日久，阴液亏损，阳气生化乏源或无所依附而耗散，最终不惟阴伤，且阴损及阳，故多见神疲乏力、肢体浮肿、畏寒肢冷、小便不利、腰背冷痛、脉沉细等少阴阳虚证候。水之所制在脾，所主在肾，肾阳虚则不能化气行水，脾阳虚则不能运化水湿，以致水湿内停。水湿外溢肌肤则四肢浮肿，聚而不行则小便不利。真元肾阳亏虚，水液不能蒸化，潴留而为水肿，肾之固藏功能失调，大量精微不能封藏而下注，则发生大量蛋白尿。若阴不敛阳，肝阳上亢则伴头痛眩晕、血压升高。若出现大量蛋白尿、浮肿、低蛋白血症，或血脂升高，或伴有高血压，则表明病情危重、预后不良，治疗颇为棘手。瘀血阻滞贯穿糖尿病肾病的始终，是本病的发病根源。由于湿邪、浊毒阻遏气机升降，使病情进一步加重，针对以肾虚夹瘀为主的病证，治疗应以补肾活血、温肾活血、补气活血、活血清利为原则。糖尿病肾病多虚实相兼，既有脏腑、气血功能不足的本虚，又有痰、浊、瘀、毒的标实，并且它们是贯穿疾病始终的病理因素，治疗自当标本兼顾。至糖尿病肾病晚期，诸虚渐重，脉损络瘀，湿毒停滞而成关格，药不能服，应当采用中药灌肠，或透析治疗以延年。

在防治糖尿病及其并发症时应秉持"未病防病，已病防变"的思想，采取综合措施治疗，建议患者用药的同时注意合理饮食、适度运动及情绪调畅。另外，提醒患者饮食结构要合理，即粗细粮搭配，少食多餐，保证每日所需热卡摄入。不宜使用饥饿疗法，因其会使生化乏源，疾病难复。同时应鼓励患者适度运动，所谓"动摇则谷气得消，血脉流通，病不得生"。

糖尿病可使多脏腑、多器官受累，病情千变万化，症状错综复杂，大多数患者发病后多忧心忡忡或恐惧多疑。现代医学认为，情绪不稳定、精神紧张使神经内分泌功能失调、胰岛素的拮抗激素分泌亢进，这些均可加重胰岛素抵抗，从而诱发或加重糖尿病，且在2型糖尿病发病发展过程中更为明显。故在药物治疗的同时，应重视患者身心调护，积极与患者沟通，让患者了解糖尿病的病因及并发症的危害，使患者改变对糖尿病认识及治疗上的一些误区，树立战胜疾病的信心。医患配合，共同治疗，也是人性化治疗理念的体现。

3.临床应用

（1）燥热伤肺

症见：烦渴多饮，口干咽燥，多食易饥，小便量多，大便干结，舌红苔薄黄，脉数。

治法：清热润燥、生津止渴。

方药：消渴方合二冬汤加减。

处方：生地黄30 g，麦冬10 g，知母10 g，黄芩10 g，天冬10 g，黄连3 g，天花粉30 g，北沙参20 g，葛根10 g，甘草3 g。

也可用白虎加人参汤，处方：生石膏100 g，知母10 g，甘草10 g，粳米20 g，人参10 g（或北沙参20 g）。

若伴有疖肿频发身痒者，用温清饮加味也很有效，处方：生地黄10 g，当归10 g，赤芍10 g，川芎6 g，黄连4.5 g，黄芩10 g，黄柏6 g，焦栀10 g，苍术9 g，元参15 g，山药9 g，黄芪12 g。

（2）燥热津伤

症见：消谷善饥，大便秘结，口干欲饮，形体消瘦，舌红苔黄，脉滑有力。

治法：清胃养阴保津。

方药：白虎加人参汤合生地黄、麦冬、元参、苍术，或用玉女煎加减。

处方：生地黄20～40 g，牛膝10～30 g，生石膏30 g，知母

12～30 g，元参20～30 g，黄芩6 g，黄连6 g，麦冬10～20 g。

（3）肾阴亏虚

症见：尿频量多，混如脂膏，头晕目眩耳鸣，视物模糊，口干唇燥，失眠心烦，舌红无苔，脉细弦数。

治法：滋肾养阴。

方药：六味地黄汤加元参、苍术、黄芪、生地黄、枸杞子、覆盆子、五味子、菟丝子。

处方：生地黄30 g，山萸肉15 g，山药20 g，泽泻10 g，茯苓15 g，牡丹皮10 g，元参10 g，生黄芪30 g，苍术10 g，枸杞子15 g，覆盆子10 g，菟丝子15 g，五味子10 g。

（4）阴阳两虚

症见：尿频，饮一溲一，色混如膏，面色黧黑，耳轮枯焦，腰膝疲软，消渴显著，阳痿或月经不调，畏寒，舌淡苔白，脉沉细无力。

治法：滋阴温阳。

方药：肾气丸或济生肾气丸加巴戟天、补骨脂、淫羊藿，或用鹿茸丸加减。

处方：鹿茸10 g，人参30 g，黄芪160 g，麦冬30 g，五味子20 g，生地黄40 g，肉苁蓉30 g，元参30 g，地骨皮30 g，茯苓40 g，山茱萸30 g，牛膝15 g，鸡内金15 g，补骨脂30 g。共为细末，水冷为丸，每服6 g，日服2～3次。

（5）阴虚阳浮

症见：尿频量多，烦躁面红，头痛恶心，口有异味，形瘦骨立，唇红口干，呼吸深快，或神昏迷蒙，四肢厥冷，舌质红绛，苔灰或黑焦，脉微疾数。

治法：滋阴敛阳。

方药：《石室秘录》引火升阳汤加减。

处方：元参60 g，熟地黄30 g，麦冬30 g，山萸肉12 g，巴戟天15 g，五味子6 g，肉桂6 g。

或《石室秘录》白虎人参加量加味汤，处方：生石膏100 g，人参30～60 g，麦冬60～90 g，元参60 g，知母9 g，半夏9 g，竹叶100片，糯米一撮。

中成药可选用安宫牛黄丸，此型病多危重，治宜中西医结合抢救。

除上述分型证治外，以下几个方面的证治经验可供参考：

①对于三消互见者，可将以上各证的治法互参应用。这对于合并胸痹心痛、中风、脱疽等长期使用胰岛素者，尤为适用。常用的活血方如调气活血汤（广木香、当归、益母草、赤芍、川芎）、血府逐瘀汤、补阳还五汤、五香散（五灵脂、香附、牵牛子）都可酌情使用。

②对于肝气郁滞、化热伤阴耗气者，又当疏肝清热、益气清阴，方用丹栀逍遥散去白术，加山药、元参、苍术、黄芪。

③临床还常遇见一类脾虚湿盛型的患者，症见口中黏腻，不思饮食，疲乏倦怠，恶心呕吐，大便稀溏；或见手足面目拘胀浮肿，舌胖质淡边有齿痕，苔白或薄白。治宜健脾和胃化湿，方用七味白术散加苍术、山药、黄芪、元参，或用平胃散、三仁汤加减。若湿蕴化热，又当加清热利湿之剂，如用连朴饮之类加减。

④对于一些临床无症状，但检验结果确诊为糖尿病者，可选用祝谌予老中医经验方：生地黄、熟地黄、五味子、五倍子、生龙骨、生牡蛎、茯苓，临床加减应用，效果确切。

⑤若尿糖不降，重用天花粉、生地黄、乌梅、五味子；血糖不降，用白虎加人参汤（重用石膏、知母）；眩晕（高血压病）或胸痹（冠心病）或夜间口干、舌如生刺者加葛根、夏枯草、血竭、生山药、丹参；下身或全身瘙痒者加黄柏、知母；皮肤瘙痒刺痛或如蚁虫行者加乌梢蛇、全蝎、蜈蚣、苦参、地肤子；关节或肌肤疼痛麻木者加海桐皮、豨莶草、独活、秦艽；失眠者加酸枣仁、女贞子、白蒺藜、夜交藤、何首乌；心悸者加菖蒲、远志、龙骨、牡蛎；便溏者加莲子、芡实；疮病疖肿者加黄连、黄芩、金银花、连翘、白花蛇舌草；耳鸣耳聋者加磁石、菖蒲；视物模糊者加枸杞、菊花、漳蒺藜、桃仁、红花；燥热甚而有腰痛者加肉桂。

七、治疗喉瘪经验

中医学"喉瘪"又称"失音"，有"急喉瘪""慢喉瘪"之分。在此指西医学"声带息肉"，是喉科常见病，发病率有逐年上升倾向，本病临床以声嘶为主症。

1.病因病机

现代医学尚未明确其病因，倾向于该病由理化刺激引起，如长期不当的机械刺激、长期吸烟刺激、长期上呼吸道慢性炎症刺激等。

声带息肉的产生是由于声带劳伤过度，风热邪毒侵袭，结聚于喉，脉络受阻，引起气滞血瘀痰凝，阻聚喉关，出现黏膜肥厚，声带息肉增生，以致声门开合不利。热毒、痰浊、血瘀为此病的病理核心。祖国医学有"咽喉诸病，皆属于火"之说，此外《疮疡全书》云："咽喉有数证，有积热，有风热，有客热，有病后余毒未除。"以上均说明本病与热毒有关。周学海《读书随笔》言："病久气血运行不利，血络之中必有瘀凝，故致病气缠延不去，疏其血络，故病气可去也。"现代医学通过对声带息肉患者的舌诊、血流变以及甲皱微循环和组织病理学等客观指标观察发现，声带息肉患者的血液黏滞性增高，全身末梢微循环和声带息肉局部微循环出现障碍，这揭示了声带息肉与血瘀存在明确的相关性。

2.证治经验

现代医学根据其病理变化的不同阶段，将声带息肉分为三型：出血型声带息肉、水肿型声带息肉、纤维瘤型声带息肉。葛健文先生在临床上将以上三型分为病情发展的早、中、后期，强调标本缓急，治疗以活血化痰解毒为主，结合辨证论治方法，取得了良好效果，现将经验介绍如下。

（1）出血型声带息肉

出血型声带息肉属声带息肉病理变化的早期阶段。声带边缘局部水肿，血管扩张，毛细血管通透性增高，出现出血、溢血现象。此期患者临床表现为：咽干痛，喉痒，干咳，少痰，讲话持久则声嘶，舌质红，苔少，脉细数。此期病机为风热毒邪侵袭声门、热灼脉络，治宜清热疏风、行气活血。方药：金银花、连翘、薄荷、射干、赤芍、牡丹皮、元参、蝉衣、甘草、荆芥穗。

方中金银花、连翘、蝉衣、薄荷、荆芥穗疏风解热，赤芍、丹皮活血祛瘀，元参解毒散结。

（2）水肿型声带息肉

水肿型声带息肉属声带息肉病理变化的中期阶段。息肉颜色呈半透明状，黏膜水肿严重，无出血。此期患者临床表现为：讲话费力，不能持久，声嘶，上午重，下午轻，喉内有异物感，常有清嗓习惯，舌质淡红，舌体胖，苔白，脉滑。此期病机为湿浊积聚、气血阻滞兼挟热毒，治宜利水化浊、行气活血。方药：猪苓、泽泻、车前子、丹参、红花、元参、桔梗、白花蛇舌草、连翘、甘草。方中猪苓、泽泻、车前子利水化湿，丹参、红花化痰通络，白花蛇舌草、连翘清热解毒。

（3）纤维瘤型声带息肉

纤维瘤型声带息肉属声带息肉病理变化的后期阶段，为纤维增生期。病变部位内有纤维组织增生，并逐渐变性机化，此时息肉颜色呈乳白色。此期患者临床表现为：声嘶，喉内有异物感，常"吭喀"以清嗓，舌质暗，脉沉涩。此期病机为气滞血瘀痰凝，治宜活血化瘀、软坚散结、化痰开音。方药：三棱、莪术、皂角刺、水蛭、红花、桃仁、元参、麦冬、穿山甲、浙贝母、海藻、昆布、白花蛇舌草。方中三棱、莪术、皂角刺软坚散结，海藻、昆布、浙贝母化痰散结，水蛭、红花、桃仁活血化瘀。

综上所述，活血化痰解毒法贯穿于本病治疗始末，但有所侧重，早期侧重于疏风清热，中期侧重于利水化浊，后期侧重于化瘀散结。

八、治疗郁病经验

郁病是以心情抑郁、情绪不宁、胸部满闷、胁肋胀痛，或易怒易哭，或咽中如有异物梗塞等为主要临床表现的一类病证。汉·张仲景的《金匮要略·妇人杂病脉证并治》记载了属于郁证的脏躁及梅核气两种病证，并观察到该病多发于女性。元·朱震亨在《丹溪心法·六郁》中强调了郁在该病发生中的作用，如"气血冲和，万病不生，一有怫郁，诸病生焉。故人生诸病，多生于郁"。明·虞抟在《医学正传·郁证》中首先采用了郁证这一病证名称。

郁病包括西医学焦虑症、抑郁症、癔症、神经衰弱、更年期综合征及反应性精神病等。

1.病因病机

郁病的病因有情志所伤和体质因素两个方面。原本肝旺，或体质素弱者，加之情志刺激、肝气郁结导致肝失疏泄，脾失健运，心失所养，脏腑阴阳气血失调而成郁病。清·尤怡在《金匮翼·积聚统论》中说："凡忧思郁怒，久不能解者，多成此疾。"清·沈金鳌在《杂病源流犀烛·诸郁源流》中说："诸郁，脏气病也，其原本于思虑过深，更兼脏气弱，故六郁之病生焉。"

2.证治经验

先辨六郁主次，治以气郁为先，用柴胡加龙骨牡蛎汤、四逆散、甘麦大枣汤、百合知母汤、越鞠丸等方加减。

（1）柴胡加龙骨牡蛎汤

该方源自《伤寒论》第107条："伤寒八九日，下之，胸满烦惊，小便不利，谵语，一身尽重，不可转侧者，柴胡加龙骨牡蛎汤主之。"该方具有通利三焦、枢转少阳、镇惊宁神、调和肝胆的功效，主治少阳气郁、痰热扰心证。方中柴胡、黄芩解少阳之热；牡蛎、龙骨镇惊安神；大黄通腑清里；大枣、人参益气扶正；茯苓利水、宁心安神，能缓解惊狂躁烦之苦；桂枝通阳达表，能祛一身尽重之累；生姜、半夏化痰止呕。全方可祛痰调气、定志安神、调和阴阳。

古今历代医案，多据烦惊、谵语等主症，以胸满等少阳脉症为辨证要领，广泛应用柴胡加龙骨牡蛎汤治疗癫狂、癫痫、心悸、失眠、梦游等，或西医学的精神分裂症、神经衰弱、神经官能症、更年期综合征、甲状腺功能亢进、经前期紧张综合征、戒断综合征、脑外伤后综合征等。以此方治疗郁病，疗效颇佳，惟方中铅丹有毒，可以生铁落或灵磁石代之。

（2）四逆散

该方出自《伤寒论》，为和解剂，具有调和肝脾、透邪解郁、疏肝理脾之功效，主治阳郁厥逆证。本证多由外邪传经入里，气机为之郁遏，不得疏泄，阳气内郁所致。阳气内郁，不能达于四末，而见手足不温。此种"四逆"与阳衰阴盛的四肢厥逆有本质区别，正如李中梓云："此证虽云四逆，必不甚冷，或指头微温，或脉不沉微，乃阴中涵阳之证，惟气不宣通，是为逆冷。"治疗以透邪解郁、疏肝理脾为主。方中柴胡入肝胆经，升发阳气，疏肝解郁，透邪外出，为君药。白芍敛阴养血柔肝为臣，与柴胡合用，以补养肝血、条达肝气，可使柴胡升散而无耗伤阴血之弊。枳实理气解郁、泄热破结为佐，与柴胡配伍，一升一降，加强舒畅气机之功，并奏升清降浊之效；与白芍相配，又能理气和血，使气血调和。使以甘草，调和诸药、益脾和中。原方用白饮（米汤）和服，亦取中气和则阴阳之气自相顺接之意。

吴昆在《医方考·卷一》中说："少阴病四逆者，此方主之。此阳邪传至少阴，里有热结，则阳气不能交接于四末，故四逆而不温。用枳实所以破结气而除里热，用柴胡所以升发真阳而回四逆，甘草和其不调之气，芍药收其失位之阴。是证也，虽曰阳邪在里，慎不可下，盖伤寒以阳为主，四逆有阴进之象。若复用苦寒之药下之，则阳益亏矣，是在所忌。论曰：诸四逆者，不可下之。盖谓此也。"

汪讱庵在《医方集解》中说："此足少阴药也。伤寒以阳为主，若阳邪传里而成四逆，有阴进之象，又不敢以苦寒下之，恐伤其阳。经曰：诸四逆者，不可下也。故用枳实泄结热，甘草调逆气，柴胡散阳邪，芍药收元阴，用辛苦酸寒之药以和解之，则阳气散布于四末矣。此与少阳之用小柴胡意同。有兼证者，视证加减为治。"

成无己在《注解伤寒论·卷六》中说："四逆者，四肢不温也。伤寒邪在三阳，则手足必热；传到太阴，手足自温；至少阴则邪热渐深，故四肢逆而不温也；及至厥阴，则手足厥冷，是又甚于逆。四逆散以散传阴之热也。《内经》曰：热淫于内，佐以甘苦，以酸收之，以苦发之。枳实、甘草之甘苦，以泄里热；芍药之酸，以收阴气；柴胡之苦，以发表热。"

（3）百合知母汤

该方出自《金匮要略》卷上，具有补虚清热、养阴润燥之功效，主治百合病误汗后、津液受伤、虚热加重、心烦口渴者。组成为百合七枚、知母三两。方中百合润肺清心、益气安神，知母清热生津、除烦润燥。该方的溶剂泉水之用特殊，古本草认为其具有益五脏、清肺胃、下热气、利小便之功效。三者起补虚、清热、养阴的作用。百合甘寒清润而不腻，知母甘寒降火而不燥，百合偏于补，知母偏于泻，二药配伍，一润一清，一补一泻，共奏润肺清热、宁心安神之功。

本方证是以心肺阴虚内热、百脉失和、虚热加重为主要病机的病证。临床在百合病本证（百合地黄汤证）的基础上，更见心烦少寐、口燥口渴等症，即燥热尤甚者可用本方治之。现代该方常用于治疗百合病、失眠、乳腺病以及长期低热等情况。百合知母汤煎法有特殊意义，仲景称之为合和后煎，即分别用泉水煎百合及知母，去渣，两药相合后再煎。这种煎法古时认为有调和阴阳的作用。在治疗郁病时，如患者存在阴虚燥热之证，方中可加百合、知母。

（4）甘麦大枣汤

该方出自《金匮要略》，具有养心安神、和中缓急之功效，主治因思虑悲哀过度耗伤阴血、心肝失养、神魂不安所致之脏躁。症见精神恍惚，常悲伤欲哭，不能自主，心中烦乱，睡眠不安，甚则言行失常，呵欠频作，舌淡红苔少，脉细微数。方中小麦为君，取其甘凉之性，以补心养肝、益阴除烦、宁心安神；甘草甘平为臣，以补养心气、和中缓急；大枣甘温质润为佐，以益气和中、润燥缓急。三药共用，共奏养心安神、和中缓急之功。此方还可用于治疗郁病属心阴不足、肝气失和、心神失宁者。

(5) 越鞠丸

该方出自《丹溪心法》卷三，为理气剂、行气剂，具有解诸郁之功效，主治六郁。病虽言六郁，但皆由气郁所致，治当以行气解郁为主，气行则血畅火清，气畅则湿化食消痰除。方中香附疏肝解郁，以治气郁，为君药。川芎辛香，为血中气药，既可活血祛瘀治血郁，又可助香附行行气解郁之功，为臣药。栀子清热泻火，以治火郁；苍术燥湿运脾，以治湿郁；神曲消食导滞，以治食郁，三药共为佐药。痰郁未设治痰之品，此亦是治病求本之意。

此方治疗郁病伴有胸膈痞闷、脘腹胀痛、嗳腐吞酸、恶心呕吐、饮食不消等症状者时，气郁明显者，可加厚朴、枳实，以行气解郁；血瘀明显者，可加当归、丹参，以活血散瘀止痛；火热内盛者，可加黄连、黄芩，以清热泻火；饮食积滞明显者，可加麦芽、莱菔子，以消食和胃；湿盛者，可加白术、茯苓，以健脾渗湿；痰盛者，可加半夏、陈皮，以降逆化痰。

第二章 临证医案

第一节 脑系病证

一、中风病医案

病案一

中风病–缺血性中风–中脏腑–风阳暴亢

患者高某，男，56岁。

初诊（2004年9月23日）：患者诉神昏不清伴口舌歪斜、右侧肢体瘫软1天。患者既往有高血压病，间歇头晕头痛发作10年余，1天前晨起洗漱时，突现头痛，疼痛较剧，逐渐嗜睡，神志不清，口舌歪斜，右侧肢体瘫软无力，遂急送至天水市中医医院。时见：神昧嗜睡，身热，烦躁不安，面色潮红，时有呕吐，小便频数，时有失禁。患者平素口干口渴，大便常3～5日一行。查体：体温39.3℃，脉搏124次/分，呼吸36次/分，血压180/105 mmHg。舌体右歪，舌质红，苔黄而干，脉数弦劲。神志不清，呈嗜睡状，口角向左侧歪斜，右侧鼻唇沟变浅，右上、下肢肌力均为2级，右侧巴宾斯基征（+）。头颅CT提示：左侧基底节区脑梗死。

中医诊断：中风病–缺血性中风–中脏腑。

中医辨证：风阳暴亢，挟火毒上扰清窍。

治法：潜阳熄风，开窍醒神，泻火解毒。

方药：自拟经验方——潜镇愈风汤加减。

处方：龙胆草10g，黄芩9g，栀子6g，大黄5g，珍珠母（先煎）30g，生磁石（先煎）30g，地龙15g，野菊花15g，钩藤（后下）12g，生龙骨（先煎）15g，生牡蛎（先煎）15g，赤芍10g，怀牛膝30g，生石膏（先煎）45g，竹茹15g。5剂，水煎，1日1剂，分3次服。

一诊（2004年9月28日）：上药连服5天后，身热即退，呕吐止，神志转清，头痛亦减，大便已调，仍小便频数、舌红、苔薄白、脉弦。守上方去生石膏、大黄、珍珠母、生磁石，加生地黄20g，牡丹皮10g，车前子10g。7剂，水煎，1日1剂，分3次服。

三诊（2004年10月4日）：上方服7剂后，病情大为好转，可起床活动，肢体肌力恢复为3级。出院继服天水市中医医院院内制剂豨蛇治瘫丸9g，1日2次，芪芍护脑荣筋胶囊6粒，1日3次，调理康复。

〔按语〕缺血性中风急性期，由于因火动风，因风生痰，痰热扰于心脑，热毒炽盛，或瘀热互结，闭阻气机，内阻脑窍脑络，外灼经脉。其病势急，用药则速。临床常用安宫牛黄丸以清热开窍、解毒，每次1丸，每日1～2次，凉开水化服或鼻饲，连续用3～7天。根据病情严重程度，也可每6～8小时服1丸。安宫牛黄丸一般不宜久服，但个别极重危患者，也可延长服用时间。曾经有患者服用逾半月而令昏迷苏醒者，但其价格昂贵，久服费用难以为继。葛健文先生以自拟经验方潜镇愈风汤加减治疗，亦获良效。基本方：珍珠母（先煎）30 g，磁石（先煎）30 g，生龙牡（先煎）各15 g，生石膏（先煎）45 g，地龙15 g，野菊花15 g，钩藤（后下）12 g，赤芍10 g，怀牛膝30 g，竹茹15 g。水煎3次，每日1剂，分3次服。热毒明显时加龙胆草10 g、黄芩9 g，栀子6～9 g，大便干结时加生大黄（后下）5～15 g、元明粉（冲服）6～10 g。

本例患者神昧嗜睡，小便频数失禁，舌体右歪，乃风阳暴亢、上扰清窍之中脏腑重症所致。用生龙骨、生牡蛎、珍珠母、生磁石、地龙、钩藤，以平肝潜阳息风。患者平素口干口渴口苦、大便秘结乃素有火热之证，现突见身热，烦躁不安，面色潮红，舌质红，苔黄而干，脉数弦劲，乃火（热）毒炽盛，因火动风，风火（热）上扰于脑所致，故以生石膏、龙胆草、黄芩、栀子、大黄、野菊花清热解毒、泻下通腑；呕吐乃因胃气失和上逆所致，故加竹茹清热和胃降逆；加赤芍，怀牛膝活血、引热下行。其后守初诊方加减，加生地黄、丹皮清热凉血，车前子利小便。诸药合用，故奏效。

若痰热上扰于脑，热毒炽盛，可以给予自拟经验方清涤愈风汤：法半夏，黄连，黄芩，大黄，郁金，茯苓，陈皮，枳实，菖蒲，生石膏（先煎），地龙，羚羊角（冲服，可用山羊角10倍量代，先煎）。加减：抽搐强直加山羊角（先煎）、珍珠母（先煎）、僵蚕、全蝎（可研末冲服）；便秘加瓜蒌仁、芒硝或元明粉（冲服）；热象明显加栀子、龙胆草。

配合静滴醒脑静注射液或清开灵注射液。恢复期可用天水市中医医院院内制剂豨蛇治瘫丸或芪芍护脑荣筋胶囊治疗收功。

病案二

中风病–缺血性中风–中经络–气虚血瘀

患者祝某，女，71岁。

初诊（2015年3月17日）：患者诉于1月前无明显诱因出现左上肢软弱无力，疼痛麻木，当时无头痛、呕吐、意识障碍、二便失禁等症。上述症状时轻时重，失眠，胃纳可，大、小便正常。查体：舌质暗红，苔白，脉弦细；右侧肢体肌力5级，右偏身浅感觉减退，生理反射存在，左侧巴宾斯基征（+）。头颅CT：①右侧基底节区腔隙性脑梗死；②脑萎缩。经颅多普勒示：①脑动脉硬化血流改变；②椎–基底动脉血流速度减慢。心脏彩超：①全心轻大；②室间隔轻度增厚；③左室舒张功能减低；④主动脉瓣、肺动脉瓣少量返流；⑤左室收缩功能轻度不全。颈部血管彩超：①双侧颈动脉内–中膜不光滑；②右侧锁骨下动脉起始部斑块形成。血清同型半胱氨酸22.30 μmol/L；电解质、肾功能、肝功能、血糖、凝血五项正常。

中医诊断：中风病–缺血性中风–中经络。

中医辨证：年高元气虚弱、瘀血挟风阻络。

治法：益气复元，活血祛风通络。

方药：自拟经验方——复元愈风汤加减。

处方：生黄芪30 g，当归10 g，地龙10 g，赤芍10 g，川芎10 g，桃仁10 g，红花10 g，乳香10 g，秦艽10 g，威灵仙30 g，鸡血藤30 g。3剂，水煎，1日1剂，分3次服。

二诊（2015年3月21日）：服上药后左上肢疼痛麻木明显减轻，睡眠改善。舌质暗红，苔白，脉弦细。上方继服3剂，水煎，每日1剂，分3次服。其后以芪芍护脑荣筋胶囊1次5粒，1日3次，口服1月，巩固疗效。

〖按语〗该患者所患为中风病，左上肢软弱无力，乃年老体衰，元气虚损，气虚不能鼓动血脉运行，血行乏力，脉络不畅所致。故方中重用黄芪补气复元，当归、鸡血藤养血活血兼祛风通络。左上肢疼痛麻木、舌质暗红、苔白、脉细均为瘀血挟风阻络、经脉失养、气虚血瘀之象。方中赤芍、川芎、桃仁、红花、乳香活血化瘀；佐以秦艽、地龙、威灵仙祛风通络之品，从而使元气恢复。元气恢复则血行通畅、血脉得养，所谓"治风先治血，血行风自灭"。而气为血之帅，气行则血行，故气血充足、经络通利则麻木疼痛自止。

复元愈风汤（经验方）为葛健文先生以补阳还五汤为基础方加祛风搜风、通络之品而成，有益气复元活血、祛风通络之效。

患者张某某，男，60岁。

初诊（2015年4月13日）：高血压病史15年，于晨起发现右侧肢体软弱无力，遂就诊于附近卫生院，被诊断为缺血性中风。予扩血管、改善脑供血治疗，口服阿司匹林、维生素E、尼莫地平等治疗3天后，上症无明显改善，遂就诊于天水市中医医院。

刻下症见：头昏头痛，语言謇涩，右侧肢体软弱，口干纳差，疲乏，动则心悸，苔黄薄腻，质暗，脉弦滑而细。查体：血压180/110 mmHg，语言欠利，颅神经（-），右上肢肌力近端5级、远端4级，右手指鼻试验欠稳准，右下肢肌力为4级，右巴宾斯基征（+）。查头颅CT示：左基底节区腔隙性脑梗死。ECG示：ST-T缺血改变。

中医诊断：中风病-缺血性中风-中经络。

中医辨证：心肾交亏，气阴两虚，心营不畅，痰瘀上蒙。

治法：益气养心，补肾活血，佐以化痰。

方药：补阳还五汤加减。

处方：白人参5 g，黄芪15 g，归尾6 g，丹参15 g，麦冬10 g，石菖蒲10 g，焦杜仲10 g，太子参10 g，川芎10 g，炙草1.5 g。3剂，水煎，1日1剂，分2次服。

二诊（2015年4月16日）：头昏减轻，无头痛，心悸伴失眠，余症同前无明显变化。仍以上法治疗，上方加熟酸枣仁30 g。5剂，水煎，1日1剂，分2次服。

三诊（2015年4月21日）：头昏明显缓解，言语对答渐流利，自觉右侧肢体较前有力，心悸止，夜眠安，二便调，舌质暗，苔薄黄稍腻，脉弦滑。上方加枸杞子15 g、炒知母10 g、炒黄柏5 g。5剂，水煎，1日1剂，分2次服。

患者经上述治疗后病情明显缓解，复查ECG示：正常心电图。后经中药巩固治疗，辅以针灸、功能锻炼，患者痊愈出院。

〖按语〗在临床实践中，中风病证型比较复杂，常有几种证型交杂的情况。一般而言，急性期以平肝化痰熄风为主，佐以益气活血之品；恢复期以益气活血为主，佐以化痰通络之品；后遗症期平补肝肾、益气活血化痰兼而治疗。此外，在病程中还应结合患者的原发病予以积极治疗，以达到标本同治之目的。因本病以肝、肾、心阴阳失调、气虚血瘀、清窍失养为本，故在以气虚血瘀证为主要表现时，可用补阳还五汤。在运用黄芪时，量要适中，一般为15～30 g，量少不能达到益气活血之目的，量过则易致阳亢。若以气虚证表现突出时，佐以白人参、太子参等，疗效将更上一层楼，更利于推动宗气的运行；若以肝阳上亢证表现突出时，平肝与滋阴必须并用，以达到阴平阳秘之目的。平肝药常用天麻、钩藤、龙齿等甘平之品，辛苦大寒之品要少用，以免损伤阳气、加重气虚血瘀；滋阴药一般以枸杞子、制首乌、女贞子、旱莲草等滋而不腻之品为主，以免妨碍气之运行。

患者周某某，男性，74岁。

初诊（2008年4月7日）：右侧肢体软弱伴言语欠利2月。患者既往有高血压病史30年。入院时症见：右半身无力，语言不利，右上肢抬举困难，握拳不能，右下肢拖曳，步态不稳，需人扶持，流涎，强哭强笑。查体：血压160/100 mmHg。舌质黯淡，脉弦缓。右侧中枢性面舌瘫，咽反射减弱，伸舌左偏，颈软无抵抗。右侧肢体浅感觉减退，肌力2级，右侧巴宾斯基征（+），右侧查多克征（+），奥本海姆征（+）。入院时中医证候评分11分，神经功能缺损评分14分，日常生活活动能力评分40分，日常生活能力分级4级。头颅CT示：双侧基底节区多发陈旧腔梗、脑萎缩。

中医诊断：中风病-缺血性中风-中经络。

中医辨证：气虚血瘀。

治法：补益肝肾，祛风活血通络。

方药：豨蛇治瘫丸9g，1日3次，口服。

治疗12天后出院，出院时患者右上肢可抬举，可握空拳，语言仍欠利，出院后继服豨蛇治瘫丸并进行康复训练治疗。

一月后随诊：中医证候评分6分，神经功能缺损评分10分，日常生活活动能力评分80分，日常生活能力分级3级。

三月后随诊：患者右侧肢体肌力增加，可以独立行走，有拖曳，语言较前流利，呛咳消失。中医证候评分3分，神经功能缺损评分4分，日常生活活动能力评分90分，日常生活能力分级1级。

〖按语〗豨蛇治瘫丸为天水市中医医院治疗中风病的院内专科制剂。方中豨莶草苦寒入肝、肾经，生用祛风湿、利筋骨、化湿热、除风痒，经黄酒拌蒸性转甘温，有补益肝肾之功。《本草纲目》中引用了唐慎微的《证类本草》中关于豨莶草丸治疗多例中风患者取得"殊常之效"的记载。《景岳全书·本草正·卷四十八》亦载有本药炮制后"蜜丸，空心酒吞，多寡随宜，善治中风口眼歪斜"。配合之药：白花蛇、乌梢蛇善治内外风邪，为君；制首乌、牛膝、天麻补益肝肾平肝息风，为臣；水蛭、当归、鸡血藤、全蝎活血化瘀通络，为佐；蜈蚣搜风剔络化痰善行走窜，为使。全方共奏祛风通络、补益肝肾、活血化瘀之功。

病案三

中风病-缺血性中风-中经络-风痰阻络

患者刘某某，女，60岁。

初诊（2014年12月15日）：左侧肢体无力10天。既往有高血压病史。10天前无明显诱因突然出现左侧肢体无力，抬举困难，行走拖曳，口角歪斜、流涎，胃纳可，大便正常，小便频，夜眠欠佳。查体：血压110/70 mmHg。神清，精神欠佳，舌暗，苔白，脉弦滑。左侧鼻唇沟变浅，左口角低垂，双肺呼吸音清，未闻及干、湿啰音。心率84次/分，律齐，各瓣膜区未闻及病理性杂音。腹平软，无压痛及反跳痛，肝、脾肋下未及，肠鸣音正常。双下肢无水肿。左侧肢体浅感觉减退，肌力4级，生理反射存在，病理反射未引出。头颅CT示：右侧基底节区脑梗死。

中医诊断：中风病-缺血性中风-中经络。

中医辨证：风痰阻络。

治法：护脑荣筋，解痉通络。

方药：芪芍护脑荣筋胶囊（5粒，口服，1日3次）合桃红四物汤加减。

处方：当归10 g，川芎10 g，桃仁10 g，红花10 g，白芍10 g，柴胡10 g，合欢皮10 g，八月札10 g，香附10 g，枣仁10 g，黄芪30 g，夜交藤30 g，甘草5 g，全蝎3 g，蜈蚣2 g。5剂，水煎，1日1剂，分3次服。

二诊（2014年12月25）：患者近几日时有情绪低落，悲伤欲哭，恶心，不思饮食，泛酸。汉密尔顿焦虑量表评分20分，汉密尔顿抑郁量表评分21分。诊断：卒中后抑郁。处方：合欢皮10 g，八月札10 g，夜交藤30 g，鸡血藤30 g，陈皮10 g，茯苓30 g，泽泻30 g，厚朴10 g，苍术20 g，麦芽20 g，薏苡仁15 g，白术10 g，半夏10 g，天麻10 g。5剂，水煎，1日1剂，分3次服。

三诊（2014年12月30）：患者诉近日尿频、尿急。尿培养示：大肠埃希菌。处方：益智仁10 g，台乌10 g，金樱子10 g，覆盆子10 g，酸枣仁10 g，茯神10 g，龟板10 g，丹参30 g，生黄芪30 g，人参叶10 g，煅龙骨（先煎）15 g，煅牡蛎（先煎）15 g，桑螵蛸10 g，合欢皮10 g，柴胡10 g。5剂，水煎，1日1剂，分3次服。

四诊（2015年1月10日）：尿频、尿急及左侧肢体无力，抬举困难，行走拖曳，口角流涎诸症均好转，可自行短距离行走，胃纳可，大便调，眠安。效不更方，继续口服芪芍护脑荣筋胶囊，并进行康复训练治疗。

〔按语〕中医认为脑为奇恒之腑，司五感且主运动，统御五脏。中风的病变部位在巅顶脑部。《素问》载"血之于气，并走于上，则为大厥"，气虚则血行不畅，气虚血滞使瘀血阻于脑络，则脑失濡养。气虚血瘀为缺血性中风的一个重要原因，因此，益气活血是中风病治疗的一个非常重要的方法。芪芍护脑荣筋胶囊是天水市中医医院治疗中风病的院内专科制剂，因其疗效肯定，且未见毒副作用，在陇东南地区患者中运用广泛，享有盛誉。由黄芪、白芍、川芎、天麻、地龙等组成，具有护脑荣筋、解痉通络、活血化瘀的作用，用于治疗中风病半身不遂、肢体强硬、麻木疼痛、手足拘挛、舌强语塞、口角流涎等。该患者突然出现左侧肢体无力、抬举困难、行走拖曳、口角歪斜和流涎等症，符合该药适应证。汤药选择了桃红四物汤加减，方中桃仁和红花行气活血；当归滋阴养血、补血活血；白芍补血柔肝；黄芪大补元气，使得气旺则血行；柴胡、合欢皮、八月札、香附合用，理气疏肝、调畅情志；枣仁养心益肝、宁心安神；夜交藤既可养心安神，又可祛风通络；全蝎、蜈蚣息风镇痉、通络止痛；甘草调和诸药。患者出现情绪低落、悲伤欲哭时，加酸枣仁、茯神、龙骨、牡蛎养心、镇静安神。三诊时患者尿频、尿急，故加益智仁、金樱子、覆盆子、桑螵蛸补肾缩尿。诸药合用补血而不滞血、活血而不伤血，故收效甚显。

病案四

中风病–缺血性中风–中经络–阴虚动风

患者李某某，女，85岁。

初诊（2020年12月15日）：右侧肢体力弱伴活动不利2月，加重10天就诊。患者2月前出现右侧肢体力弱，伴活动不利，右侧肢体不自主耸肩、伸臂、抬臂、摆手，患者未予重视，后病情逐渐加重，现为求诊疗，遂至天水市中医医院就诊。刻下症见：右侧肢体力弱，伴活动不利，右侧肢体不自主耸肩、伸臂、抬臂、摆手，右侧小腿皮温升高，皮色无异常，手足心热，咽干口燥，头晕，眼花，乏力。患者起病以来，精神尚可，胃纳可，睡眠可，二便调。舌暗红，少苔，脉细数。

中医诊断：中风病–缺血性中风–中经络。

中医辨证：阴不制阳，相火妄动，虚风内生，虚风上扰，证属阴虚动风。

治法：滋阴潜阳，镇肝熄风。

方药：镇肝熄风汤加减。

处方：生地黄30 g，醋龟甲10 g，白芍15 g，生牡蛎30 g，银柴胡15 g，生石膏30 g，青蒿15 g，牡丹皮10 g，麦冬15 g，生龙骨30，钩藤20 g，醋鳖甲10 g，盐知母10 g，生甘草5 g。5剂，水煎，1日1剂，分2次服。

二诊（2020年12月21日）：服用5剂药后，患者右侧肢体力弱减轻，手足心热、咽干口燥、头晕眼花、乏力等症改善。效不更方，继以上方10剂调服，诸症悉平。

〔按语〕此病为肝肾阴虚、肝阳化风所致。肝为风木之脏，体阴而用阳，肝肾阴虚，肝阳偏亢，阳亢化风，风阳上扰，故见头晕、眼花；肾水不能上济心火，心肝火盛，则手足心热；肝阳偏亢，气血随之逆乱，遂致右侧肢体无力。本证以肝肾阴虚为本，肝阳上亢、气血逆乱为标，但以标实为主。治以镇肝熄风、滋阴潜阳。药用生龙骨、生牡蛎、醋龟甲、白芍益阴潜阳、镇肝熄风；麦冬下走肾经，滋阴清热，合龟甲、白芍滋水以涵木，滋阴以柔肝；牡丹皮、青蒿、鳖甲滋阴清热；钩藤清热平肝；生石膏、知母养阴生津、止渴除烦；甘草调和诸药，以防金石、介类药物碍胃。诸药合用，疗效较好。

病案五

中风病－出血性中风－中脏腑－痰热腑实

患者伏某，女，53岁。

初诊（2015年2月4日）：突发昏仆不语伴右侧肢体瘫软无力2天。患者于2015年2月1日20：30洗头时突然昏仆不语，呕吐，右侧肢体不遂，小便失禁。既往有高血压病，血压最高200/110 mmHg。以脑出血急性期（左侧丘脑血肿破入脑室）收住入院。入院后予醒脑静20 mL+5%葡萄糖注射液250 mL静滴，1日1次以醒脑开窍；予甘露醇脱水降颅压、奥美拉唑保护胃黏膜等治疗，病情仍重。刻下症见：神昏不语，烦躁不安，呼之不应，颈略强，形体胖盛，右侧肢体瘫软不遂，喉间痰鸣，时有呕吐，吐出痰涎，口气秽臭，大便2日未解。舌体难出，舌红苔白微黄厚，脉弦滑。查体：体温36 ℃，脉搏84次/分，呼吸17次/分，血压166/93 mmHg。神志不清，双肺呼吸音粗，可闻及痰鸣音。心界无扩大，心尖搏动位于第5肋间左锁骨中线内1.0 cm处，心率84次/分，律齐，各瓣膜区未闻及病理性杂音。腹平软，无压痛及反跳痛，肝、脾肋下未及，肠鸣音正常。双下肢无水肿。神经系统检查：双侧瞳孔等大等圆约3 mm，对光反射迟钝，颈抵抗（+），右上肢肌力1级，右下肢肌力1级，生理反射存在，右侧巴宾斯基征（+）。头颅CT示：左侧丘脑出血并破入脑室，量约23 mL。

中医诊断：中风病－出血性中风－中脏腑。

中医辨证：风火相煽，痰热腑实。

治法：通腑泻火，熄风开窍。

方药：加减三化汤加减。

处方：生大黄10 g，枳实6 g，厚朴10 g，黄芩10 g，钩藤10 g，川牛膝10 g，牡丹皮10 g，郁金30 g。3剂，水煎，1日1剂，分3次服。另予安宫牛黄丸1丸，凉开水化服，1日1次，以清热、醒脑开窍。

二诊（2015年2月7日）：服药后第二日，患者呈嗜睡状，呼之可醒，可进行简单对话，痰声漉漉，右侧肢体瘫软不遂，发热晨轻暮重，舌质红，苔薄黄，脉滑数。体温36.7~38.4 ℃，双侧瞳孔等大等圆约3 mm，对光反射迟钝，颈略强，颏胸2指，双肺呼吸音粗，可闻及痰鸣音。右侧上、下肢肌力均1级，右侧肢体肌张力减低，腱反射减弱。辨证为痰火毒邪、内盛蒙窍之证，上方加胆南星10 g、天竺黄10 g、石菖蒲15 g、瓜蒌30 g。3剂，水煎，1日1剂，分3次服。仍予安宫牛黄丸1丸，凉开水化服。

三诊（2015年2月11日）：药后大便通畅，晨起体温正常，至夜间体温最高至37.8 ℃。舌暗红，苔白略厚，脉弦滑。安宫牛黄丸改安脑丸1日1丸（3 g）口服，以清热解毒醒脑。汤药减大黄为5 g、郁金15 g、瓜蒌15 g。3剂，服法同前。

四诊（2015年2月17日）：神志清楚，语言謇涩，发热未作，右腿可上抬屈曲，可下地活动锻炼，胃纳可，舌暗红，苔白干燥，脉弦滑。右上肢肌力1级，右下肢肌力3级，右侧肢体肌张力减低，腱反射减弱，右侧巴宾斯基征（+）。证属瘀血阻络、挟热耗阴，拟活血化瘀、清热凉血。处方：当归10 g，赤芍10 g，川芎10 g，红花10 g，川牛膝10 g，全蝎3 g，地龙10 g，木蝴蝶10 g，麦冬 10 g，生地黄 10 g，鸡血藤 30 g，茯苓 10 g。5 剂，水煎，1日1剂，分2次服。

五诊（2015年2月25日）：神志清，精神可，可进行简单对答，饮食睡眠正常，血压平稳，舌暗红，苔白，脉弦滑。查体：颈软，双侧瞳孔等大等圆约 3 mm，右上肢肌力 1 级，右下肢肌力 4+级。守上方加豨莶草 15 g，带药 5 剂出院。

二月后随访，行走自如，并可操持家务（如做饭）。

〔按语〕该患者发病前因生气而未进晚饭，继之于弯腰洗头时突然出现昏仆不语、右侧肢体软弱不遂、呕吐、小便失禁等出血性脑卒中症状。此病变特征符合中医出血性中风病"大怒则形气绝，而血菀于上，使人薄厥，有伤于筋，纵，其若不容""血之与气，并走于上，则为大厥"的发病规律。大怒则伤肝，气为血帅，肝气上逆，血随气而上，气血逆乱，血溢脑络；又患者素有高血压病，风阳上扰，形胖面赤，痰湿火热素盛，痰火挟风，上扰于脑。本病多属本虚标实，但急性期则以风、火、痰、热、瘀血、毒邪等实证为主，病位主要在脑、心、肝、肾、脾等脏腑，涉及胃、大肠、膀胱、三焦等多脏腑。血溢络脉、痰火挟风上扰于脑而蒙蔽清窍是急性期的主要病机，而瘀血阻络、肝肾亏虚、脾胃虚弱、元气不足则是恢复期及后遗症期的主要病机。急性期治当急则治其标，以通腑泻火、熄风开窍，方选加减三化汤加减。方中生大黄、黄芩、枳实、厚朴通腑泻火；钩藤熄风；郁金化痰开窍；牡丹皮凉血散血，助大黄、黄芩泻火清热；川牛膝清热平肝凉血、引热下行以助钩藤平肝熄风。若热毒炽盛或瘀热互结，闭阻气机，内阻脑窍（络）或血溢于脑络，其病机突出一个"急"字，用药宜着眼于"速"字。安宫牛黄丸用于清热开窍、解毒，每次1丸，每日1～2次，凉开水化服或鼻饲，连续用3～7天。根据病情严重程度，也可每6～8小时服1丸。一般不宜久服，但个别极危重患者，也可延长服用时间。

出血性中风恢复期及后遗症期，气虚血瘀证则以复元愈风汤（经验方）加减；瘀阻脑络证则以通脑愈风汤（经验方）加减；或肝肾亏虚、阴虚动风者则以滋阴愈风汤（经验方）加减。亦可应用天水市中医医院院内制剂——豨蛇治瘫丸、芪芍护脑荣筋胶囊、水蛭胶囊等善后。

二、眩晕医案

病案一

眩晕-阴阳两虚

患者蒲某，女，44岁。

初诊（1994年6月8日）：患者近1年常头晕、头痛眼花，心烦失眠，急躁，口苦，时觉颜面潮热、腰膝酸软、喜暖，白带量多，月经不调、量多色红。血压150/96 mmHg，以更年期综合征、高血压住某院内科，服西药及中药滋阴平肝熄风剂效不著。察其脉弦细而尺弱，舌苔薄白。

中医诊断：眩晕。

中医辨证：阴虚阳浮、阳不入阴所致，证属阴阳两虚。

治法：潜阳入阴，调补阴阳。

方药：桂枝加龙牡二仙汤加减。

处方：桂枝1.5 g，白芍15 g，仙灵脾、巴戟天、合欢皮、夜交藤各9 g，仙茅、当归各6 g，生龙齿、生牡蛎各15 g，黄柏4.5 g，白薇12 g。3剂，水煎，1日1剂，分3次服。

服药后诸症减轻，效不更方，随症以上方适当加减，服至20余剂，症状消失、血压正常后出院。

〖按语〗患者为中年女性，月经不调，腰膝酸软，为肝肾阴虚；时觉颜面潮热，口苦，为阴虚生内热；头晕、头痛眼花，心烦失眠，急躁，为阳浮上越；然喜暖，白带量多，察其脉弦细而尺弱，舌苔薄白，此为阳虚之征。综合观之，实属阴阳两虚、阳不入阴、虚阳上越之证。前医从肝肾阴虚、水不涵木施治不效，乃因忽视其尚兼阳虚之候。治当调补阴阳、潜阳入阴。方中仙灵脾、巴戟天、仙茅温补肾阳；当归、白芍、白薇补血养阴；黄柏清虚热；桂枝、合欢皮、夜交藤调和阴阳；生龙齿、生牡蛎重镇潜阳，使"龙归入海"。全方调补阴阳，潜阳入阴，契合病机，故收全效。

病案二

眩晕-肝阳上亢

患者张某，女，65岁。

初诊（2014年8月19日）：头昏头痛间断性发作20年。诉20年前无明显诱因间断出现头痛头昏眼花、头闷重如裹，伴有胸闷气短、乏力、身重、纳差、大便黏滞不爽、小便调。查体：血压160/120 mmHg。舌淡红，苔白厚，脉弦略数。双下肢水肿（+）。

中医诊断：眩晕。

中医辨证：肝阳上亢。

治法：平肝熄风。

方药：天麻钩藤饮加减。

处方：天麻10 g，钩藤（后下）10 g，石决明（先煎）15 g，焦栀子5 g，黄芩5 g，桑寄生10 g，生杜仲15 g，茯神10 g，夜交藤30 g，益母草10 g，赭石（先煎）15 g，夏枯草20 g，野菊花10 g，玉米须30 g，冬瓜皮10 g，川牛膝10 g，生甘草5 g。5剂，水煎，1日1剂，分3次服。

〔按语〕患者头昏头痛间断性发作20余年，舌淡红，苔白厚，脉弦略数，血压偏高，这些均为典型的肝阳上亢表现。《素问·至真要大论》云："诸风掉眩，皆属于肝。"清代叶天士于《临证指南医案·眩晕门》中云："经云诸风掉眩，皆属于肝，头为诸阳之首，耳目口鼻皆系清空之窍，所患眩晕者，非外来之邪，乃肝胆之风阳上冒耳，甚则有昏厥跌仆之虞。"结合本案患者，其病变脏腑以肝为主，肝为风木之脏，体阴而用阳，肝主升主动，其性刚劲，阴不制阳，而致阳亢于上，肝风内动，上扰清窍，发为眩晕。故选用天麻钩藤饮加减治疗，该方注重滋补肝肾，兼平肝潜阳、清热活血祛瘀。方中天麻可以祛风通络、平抑肝阳、熄风止痉；钩藤具有熄风定惊、清肝泄热之效，两者同为君药。石决明清肝明目、平肝潜阳，加强天麻、钩藤之力；川牛膝补肝肾，强腰膝，活血通脉，同时能引血下行，《本草经疏》载其"走而能补，性善下行，故入肝肾"，两者皆为臣药。代赭石质重味苦寒，具有重镇降逆、潜阳安神之效；桑寄生、杜仲补益肝肾，可助滋阴潜阳，正如唐·王冰所言"壮水之主以制阳光"，通过滋阴壮水，以抑制阳亢火盛；配黄芩、焦栀子清肝泻火、清热除烦；益母草活血利尿、平降肝阳，为药性向下之物，有利于肝火的降逆，也体现了"治风先治血，血行风自灭"之意；《本草通玄》载夏枯草"补养厥阴血脉，又能疏通结气"，酌加野菊花增强清肝泻火明目之功。患者双下肢水肿，故选用玉米须、冬瓜皮利尿消肿，玉米须又善于清肝利胆；茯神、夜交藤为使药，发挥疏肝、解郁、安神的功效；生甘草调和诸药。诸药合用，共奏平肝熄风、清热活血、补肝益肾之效。

病案三

眩晕-肝气郁结兼邪犯少阳

患者王某，女，35岁。

初诊（2020年5月20日）：自述感冒10余日后，头晕目眩不止，经中西医治疗而未效，遂来天水市中医医院求治。刻下症见：头胀而闷，眩晕欲仆，时有发热，胸胁胀满，恶心纳差，烦躁易怒，手足灼热，夜卧不寐。舌质略红，苔薄白微黄，脉弦细而数。

中医诊断：眩晕。

中医辨证：肝气郁结兼少阳证。

治法：内舒厥阴之郁，外解少阳之邪。

方药：仲景柴胡加龙骨牡蛎汤加减。

处方：柴胡9 g，酒黄芩4.5 g，姜半夏6 g，玄参9 g，丹皮6 g，白芍6 g，醋香附9 g，枳壳6 g，生龙骨15 g，生牡蛎15 g，菊花6 g，秦艽6 g，生草3 g，竹茹3 g。3剂，水煎，1日1剂，分

3次服。

二诊（2020年5月23日）：眩晕减退，发热止息，恶心缓解，余症如故，脉舌略如前诊，仍用上方加减：柴胡6 g，酒黄芩4.5 g，姜半夏6 g，玄参9 g，丹皮6 g，白芍6 g，醋香附9 g，枳壳6 g，生龙骨12 g，生牡蛎12 g，菊花6 g，秦艽6 g，生草3 g，灯芯草3 g。3剂，水煎，1日1剂，分3次服。

三诊（2020年5月27日）：眩晕已微，余症减退十之七八，惟感困倦无力，纳谷欠佳，脉来弦缓，舌略红，苔薄而白。此乃表里之邪已清，木郁已达，而胃气未和之征。上方去丹皮加陈皮、建曲调理脾胃，具体处方如下：柴胡6 g，酒黄芩4.5 g，姜半夏6 g，玄参9 g，白芍6 g，醋香附9 g，枳壳6 g，生龙骨12 g，生牡蛎12 g，菊花6 g，秦艽6 g，生草3 g，灯芯草3 g，陈皮6 g，建曲9 g。3剂，水煎，1日1剂，分次3服。

药后再未前来就诊，电话随访病情痊愈。

〔按语〕患者素体阴虚，则手足灼热；复感外邪而致风阳上扰清窍，乃令眩晕欲仆；时有发热、胸胁胀满者，邪留少阳也；烦躁善怒而难寐、恶心纳差者，郁火伤肝、肝气郁结、伤及脾胃所致。仲景柴胡加龙骨牡蛎汤，乃由小柴胡汤去甘草，加龙骨、牡蛎、大黄、茯苓、铅丹、桂枝组成，专治伤寒误下后少阳之邪未解、其热内陷而入胃及证见胸满烦惊、小便不利、谵语、一身尽重不可转侧者。因外邪仍在少阳之部，故以小柴胡汤加桂枝散外邪，去甘草加大黄泻其胃热而止谵语，茯苓通三焦而利小便，龙牡铅丹镇摄而止烦惊。本例患者阴血素虚手足灼热故不宜用人参和桂枝，无胃热谵语故去大黄，无小便不利而去茯苓，其烦躁善怒不寐等症皆由肝经郁火所致，故加香附疏而达之，秦艽润而宣之，玄参、白芍、丹皮、菊花凉而泄之，龙骨、牡蛎镇而摄之。如此增减，切中病机，故疗效确切。

病案四

眩晕–肝郁脾虚

患者李某某，女，40岁。

初诊（2022年4月12日）：主因头昏、心烦、胸胀闷1年余就诊。刻下症见：头重脚轻，身倦乏力，时有心悸，甚则汗出，夜寐难安。舌质红，苔白，脉细。

中医诊断：眩晕。

中医辨证：肝气郁结，脾失健运，心血耗伤，心失所养，神无所藏，证属肝郁脾虚。

治法：疏肝解郁，潜肝阳，益心脾。

方药：柴胡疏肝散加减。

处方：柴胡10 g，白芍10 g，香附15 g，郁金15 g，川芎10 g，枳壳10 g，龙骨30 g，牡蛎30 g，山药15 g，神曲10 g，鸡内金10 g，酸枣仁30 g。7剂，水煎，1日1剂，分3次服。

二诊（2022年4月19日）：头昏、心烦、胸胀闷均有所好转，无汗出，但有时觉气短，善太息，舌质红，苔薄白，脉细。上方白芍、郁金、枳壳各加至20 g，加合欢花15 g。7剂，水煎，每日1剂，分3次服。

三诊（2022年4月26日）：头昏头胀、头重脚轻、心烦胸胀闷均有所好转，睡眠有改善，舌质红，苔薄白，脉细，效不更方。

四诊（2022年5月3日）：不适症状已基本消失，唯易早醒。上方去龙骨、牡蛎，加远志10g、夜交藤20g，续服7剂，以巩固疗效。后患者来诊多次，按基本方略作加减，病愈。

〖按语〗该患者平素情志不舒、心烦、胸胁胀闷，为肝郁气滞之证。头重脚轻，身倦乏力，时有心悸，甚则汗出，夜寐难安，因肝阳上亢、心脾两虚所致。故以柴胡疏肝散为基础方，加减化裁以治之。方中柴胡功善疏肝解郁，用以为君；香附、枳壳理气疏肝而止痛，川芎活血行气止痛，郁金活血行气解郁，四药相合，助柴胡解肝经之郁滞，并增行气活血之效，共为臣药；白芍养血柔肝、缓急止痛，为佐药；加龙骨、牡蛎以潜肝阳、安心神，且牡蛎亦有敛汗作用；加酸枣仁以养血安神；加山药、神曲、鸡内金以健脾消食。诸药合用，随证治之，取得良好疗效。

病案五

眩晕-肝肾阴虚

患者吴某某，女，52岁。

初诊（2023年4月5日）：主因近半年来反复出现眩晕就诊。患者近半年来反复出现眩晕症状，发作时常感觉天旋地转，伴有恶心呕吐、耳鸣耳聋、心情烦躁、夜寐不安。患者曾于当地医院就诊，被诊断为美尼尔氏病，予西药治疗后症状有所缓解，但反复发作，遂寻求中医治疗。既往史无特殊，否认高血压、糖尿病等慢性病史，家族中无类似疾病的遗传史。面色无华，舌苔薄白，舌质淡红，脉象细弱，尺脉沉细。语音低微，听力下降，时有耳鸣。

中医诊断：眩晕。

中医辨证：风阳上扰，肝肾阴虚。

治法：滋补肝肾，潜阳熄风。

方药：天麻钩藤饮加减。

处方：天麻10g，钩藤10g，石决明10g，桑寄生10g，杜仲15g，牛膝15g，茯苓10g，夜交藤15g，合欢皮10g，酸枣仁10g，知母10g，黄柏10g。7剂，水煎，1日1剂，分3次服。

二诊（2023年4月13日）：经过1周治疗后，眩晕症状明显减轻，恶心呕吐感消失，耳鸣耳聋有所改善，夜寐较前安稳，故守方继服7剂。

三诊（2023年4月21日）：继服1周后，眩晕症状基本消失，耳鸣耳聋明显改善，心情转佳。复诊时调整药物组成，巩固疗效，随访3个月，眩晕未再发作。

〖按语〗四诊合参，患者属肝肾阴虚、风阳上扰之证。肝肾阴虚，水不涵木，风阳内动，上扰清空，故发眩晕。肾开窍于耳，肾虚则耳鸣耳聋。阴虚火旺，扰动心神，则夜寐不安。舌质淡红，苔薄白，脉象细弱，尺脉沉细，均为肝肾阴虚之征。以天麻祛风通络，钩藤息风、清热平肝，杜仲、桑寄生补肝肾、强筋骨，牛膝补肝肾、强筋骨、利尿、引血下行，石决明平肝潜阳、重镇降逆，茯苓健脾利水，酸枣仁、夜交藤、合欢皮疏肝解郁、养血安神，知母、黄柏滋阴清热。诸药合用，共奏滋补肝肾、潜阳熄风之功，取得了满意的疗效。在治疗过程中，应注重患者的心理疏导，帮助患者建立战胜疾病的信心。同时，要提醒患者调整生活习惯，避免过度劳累，保持良好的作息和饮食习惯，以利于疾病的康复。

病案六

眩晕-痰湿内阻

赵某某，女，45岁。

初诊：（2023年7月29日）：主因头昏1月余就诊。刻下症见：头昏，平卧时明显，伴有视物旋转，恶心，无呕吐，时有搏动样头痛，眼睛干涩，左手麻木，口干口苦，口中黏腻，胃纳可，大便不畅，每日1行，夜寐欠安，舌淡红，苔黄腻，脉滑。

中医诊断：眩晕。

中医辨证：痰湿内阻，肝阳上亢。

治法：燥湿化痰，平肝息风。

方药：半夏白术天麻汤加减。

处方：天麻9 g，制半夏15 g，生白术20 g，茯苓20 g，化橘红10 g，防风8 g，炙甘草6 g，泽泻15 g，葛根20 g，苍术10 g，胆南星15 g，藁本8 g，菊花10 g，僵蚕15 g，旋覆花10 g，白芷10 g，辛夷10 g，7剂，水煎，1日1剂，分3次服。

二诊（2023年8月7日）：患者诉头昏减轻，无恶心呕吐及视物旋转，口干口苦减轻，口中黏腻，左手麻木，时有嗳气、潮热，胃纳可，大便不畅，每日1行，夜寐欠安，舌淡红，苔黄腻，脉滑。拟方：天麻9 g，葛根20 g，赤芍15 g，半夏15 g，旋覆花10 g，胆南星10 g，僵蚕15 g，玉竹20 g，白蒺藜12 g，夏枯草15 g，石菖蒲10 g，黄芩12 g，连翘15 g，浙贝12 g，薄荷10 g，枳壳10 g。7剂，水煎，1日1剂，分3次服。

三诊（2023年8月15日）：患者头昏已止，予健脾平肝之法继续调理2周而愈。

〔按语〕风、火、痰、虚、瘀等均可致眩，如《素问·至真要大论》载"诸风掉眩，皆属于肝"，《素问玄机原病式》载"所谓风气甚，而头目眩运者……风火皆属阳，多为兼化，阳主乎动，两动相搏，则为之旋转"，《丹溪心法》载"无痰则不作眩"，《灵枢·海论》载"髓海不足，则脑转耳鸣，胫酸眩冒"，《仁斋直指方》载"瘀滞不行，皆能眩晕"。然临床所见眩晕病，常以多种因素杂合为多见。患者症见头昏、头痛、视物旋转、眼睛干涩、口干口苦、口中黏腻、舌淡红、苔黄腻、脉滑，当属痰湿内阻兼肝阳上亢之证。脾虚湿盛，聚而成痰，有形之邪阻碍气机，肝失疏泄，郁而化热，风痰挟肝阳上扰清窍而致本病。故治以升清健脾、理气祛痰配合平肝息风、泄热通窍，予天麻平肝息风，白菊花清肝泄热，制半夏、胆南星化痰息风，僵蚕祛风化痰，生白术、茯苓、化橘红、苍术燥湿健脾，旋覆花降气消痰，葛根升阳健脾，防风、藁本祛风止痛，泽泻渗湿泻热，白芷、辛夷升清通窍，炙甘草调和诸药。二诊患者眩晕症状已明显好转，时有潮热，酌减燥湿健脾之品，加用夏枯草、薄荷清肝泻火，白蒺藜平肝息风，黄芩、连翘、浙贝清热化痰，玉竹养阴润燥，石菖蒲化痰开窍。患者时有嗳气，加用枳壳理气宽中。脾为生痰之源，脾运得健，则痰湿自除；肝之疏泄正常，则无火上扰，故眩晕自止。

病案七

眩晕-肝火上炎

高某，女，43岁。

初诊（2023年8月21日）：主因头昏闷重伴胸闷烦躁1月余就诊。1月前出现头昏闷重，胸闷，心烦急躁，夜卧不寐，嗳气吞酸，腰膝酸软，平素全身皮肤红疹瘙痒疼痛。舌淡红，苔薄白，脉弦。既往高血压、荨麻疹、腰椎间盘突出等病史。

中医诊断：眩晕。

中医辨证：肝火上炎。

治法：清肝泻火，清热活血。

方药：天麻钩藤饮加减。

处方：天麻10 g，钩藤10 g，盐杜仲20 g，川牛膝20 g，酒黄芩10 g，焦栀子10 g，首乌藤20 g，当归5 g，赤芍10 g，川芎5 g，生地黄10 g，白鲜皮10 g，地肤子10 g，瓦楞子20 g。7剂，水煎，1日1剂，分3次服。

二诊（2023年8月28日）：药后头昏闷重、胸闷、心烦急躁、夜卧不寐、腰膝酸软均好转，仍感皮肤红疹瘙痒，抓挠后成形。矢气频繁，伴腐臭味。予上方加减：盐杜仲20 g，酒黄芩10 g，焦栀子10 g，首乌藤10 g，当归5 g，赤芍10 g，川芎5 g，生地黄10 g，白鲜皮15 g，地肤子15 g，瓦楞子20 g，姜厚朴10 g，银柴胡10 g，乌梅10 g，蝉蜕5 g，麸炒苍术10 g，桂枝10 g。7剂，水煎，1日1剂，分3次服。药后诸症明显减轻。

〖按语〗患者平素情绪易怒，故而心烦急躁；肝火上炎，则头昏闷重、脉弦；肝火扰心，则胸闷、夜卧不寐；邪热瘀滞皮肤，则见皮肤红疹瘙痒疼痛。天麻钩藤饮为脑病科常用方，用以治疗肝肾阴虚、肝阳偏亢、火热上扰所致之眩晕。方中天麻平肝阳、熄肝风，善治眩晕；钩藤清肝热、息风止痉，共为君药。川牛膝引血下行，以利肝阳之平降，为臣药。栀子、黄芩清肝降火，使肝经之热不致上扰；首乌藤宁心安神，共为佐药。因患者兼有嗳气吞酸之症，故用瓦楞子代原方中的石决明以制酸止痛、清肝热；因患者皮肤红疹瘙痒疼痛，故加当归、赤芍、川芎、生地黄、白鲜皮、地肤子活血散瘀止痒。患者复诊时头晕明显好转，但仍感皮肤红疹瘙痒，抓挠后成形，矢气频繁，伴腐臭味。故以邪热瘀滞皮肤及湿滞胃肠为主，加蝉蜕宣散透发、疏散风热、透疹止痒，加桂枝以引药走表，加苍术、厚朴化湿行气以消胃肠湿滞。

三、头痛医案

病案一

头痛-肝郁脾虚

鲁某某，女，32岁。

初诊（2014年5月6日）：主因头痛、头晕4月余就诊。刻下症见：烘热汗出，畏寒，心烦易怒，夜寐不宁。舌红，苔白厚腻，脉沉细。双下肢水肿（+）。

中医诊断：头痛。

中医辨证：肝郁脾虚。

治法：疏肝健脾。

方药：丹栀逍遥散加减。

处方：柴胡10 g、炒白术10 g、炒白芍10 g、当归5 g、茯神5 g、生甘草5 g、磁石20 g、合欢皮10 g、香附10 g、郁金5 g、仙茅5 g、淫羊藿10 g、姜半夏10 g、栀子10 g、厚朴10 g、黄柏5 g、知母5 g。5剂，水煎，1日1剂，分3次服。

二诊（2014年5月12日）：上症减轻，仍有烘热汗出、畏寒症状。处方：柴胡10 g、炒白术10 g、炒白芍10 g、当归5 g、茯苓5 g、生甘草5 g、合欢皮10 g、郁金5 g、仙茅10 g、淫羊藿10 g、黄柏5 g、知母5 g。5剂，水煎，1日1剂，分3次服。

〖按语〗本例为以疏肝健脾法治疗肝郁脾虚所致头痛案。该患者因情志不畅起病，肝郁脾虚，脾虚清阳不升，故见头痛；肝失条达，气郁化火，则见烘热汗出、心烦易怒、夜寐不宁；畏寒为肾阳不足之征。舌红、苔白厚腻、脉沉细为肝郁脾虚之象。治以疏肝健脾，方以丹栀逍遥散加减，方中柴胡、当归、白芍疏肝理气养血，合欢皮助柴胡疏肝解郁，甘草、白术健脾，合欢皮、郁金、茯神疏肝解郁、调畅情志，黄柏、知母清热，仙茅、淫羊藿温肾阳，半夏燥湿化痰，厚朴行气除满。诸药相配，药性平和，不温不燥，疏肝理气、化痰健脾同治。

病案二

头痛-肝阳上亢

高某，女，61岁。

初诊（2023年8月13日）：主因头痛2月、伴胃脘部不适1月就诊。刻下症见：头痛伴憋胀，头中灼热，头痛部位走串不定，头闷，头重如裹，颈项部疼痛不适，心烦易怒，胸闷，脘腹胀满，恶心欲吐，喜凉恶热，纳差，睡眠差，小便可，大便干。舌红，苔黄腻，脉弦。

中医诊断：头痛。

中医辨证：肝阳上亢兼痰火上扰。

治法：平肝清热，健脾化痰。

方药：天麻钩藤汤加减。

处方：天麻10 g，钩藤10 g，酒黄芩10 g，焦栀子10 g，盐泽泻10 g，生白术30 g，陈皮5 g，土茯苓30 g，清半夏10 g，煅赭石20 g，煅龙骨20 g，川芎10 g，牡丹皮10 g。7剂，水煎，1日1剂，分3次服。

二诊（2023年8月21日）：服药7日后复诊，自诉诸症减轻，睡眠欠佳，上方加用酸枣仁、川芎、柴胡、贯叶金丝桃，以养血安神、清热除烦。具体如下：天麻10 g，钩藤10 g，酒黄芩10 g，焦栀子10 g，盐泽泻10 g，生白术30 g，陈皮5 g，土茯苓30 g，清半夏10 g，川芎10 g，牡丹皮10 g，柏子仁20 g，炒酸枣仁20 g，柴胡20 g，贯叶金丝桃2 g，姜厚朴20 g。5剂，水煎，1日1剂，分3次服。服药5日后随访，诸症减轻。

〖按语〗患者为女性，已年逾六十，《黄帝内经》曰："年四十，而阴气自半也。"肝肾阴虚，阴虚火旺，肝阳亢盛，上扰清窍，而见头痛、心烦易怒、睡眠差；郁怒伤肝，肝失条达，横乘脾土，脾失健运，饮食不化，聚湿生痰，痰火上扰，则见头闷、头重；痰阻中焦，则胸闷、脘腹胀满、恶心欲吐；舌红苔黄腻、脉弦均为肝阳痰火之象。证属肝阳上亢兼痰火上扰，方选天麻钩藤饮加减。该方出自近代胡光慈所著的《杂病证治新义》，其曰："本方为平肝降逆之剂。以天麻、钩藤、生决明之平肝祛风降逆为主；辅以清降之山栀、黄芩，活血之牛膝，滋肝肾之桑寄生、杜仲等，滋肾以平肝之逆；并辅夜交藤、朱茯神，以安神安眠，缓解失眠。故为用于肝厥头痛、晕眩、失眠之良剂。"该患者肝阳上亢兼痰火上扰，予天麻、钩藤、栀子、黄芩、泽泻以平肝降火；予白术、陈皮、土茯苓、半夏以健脾化痰；予赭石、龙骨以重镇降逆安神；予牡丹皮以清热凉血，配川芎活血化瘀。

病案三

头痛-风寒犯头

王某，女，48岁。

初诊（2024年1月18日）：主因右侧头痛15年、复发伴咳嗽胸痛3天就诊。15年前无明显诱因出现头痛，以右侧为主。被多家医院诊断为偏头痛，服用去痛片后症状可缓解。3天前受凉后头痛复发，伴咳嗽咯痰，痰白黏稠，胸痛，胸闷，咽喉疼痛，喜温热。舌淡红，苔薄白，脉沉细。既往新型冠状病毒感染病史、湿疹病史。

中医诊断：头痛。

中医辨证：风寒犯头。

治法：祛风散寒。

方药：川芎茶调散加减。

处方：川芎15 g，羌活9 g，防风5 g，北柴胡20 g，细辛3 g，炒芥子9g，醋香附10g，藁本9g，酒白芍9g，法半夏9g，橘红9g，桔梗9g，玄参9g，党参9g，炙甘草6g。7剂，水煎，1日1剂，分3次服。

二诊（2024年1月26日）：药后头痛好转，现感胃胀嗳气，睡眠欠佳。予上方加减：川芎9g，北柴胡12g，炒白芍9g，炒酸枣仁9g，醋香附9g，橘红6g，党参9g，紫苏梗6g，佛手9g，旋覆花8g，姜厚朴9g，焦山楂9g，炒莱菔子9g，石菖蒲9g，炙甘草3g。7剂，水煎，1日1剂，分3次服。药后诸症明显减轻。

〖按语〗患者有慢性头痛病史，受凉后头痛复发，此为外感风寒所致；风寒袭肺，则咳嗽咯痰；寒痰壅肺，则痰白黏稠、胸痛胸闷；寒邪侵喉，则咽喉疼痛；平素喜温热、舌淡红、苔薄白、脉沉细，均为一派寒象，故辨证为风寒证。川芎茶调散所治系风邪外袭、循经上扰、清阳之气受阻之头痛证。方中川芎味辛性温，辛香走窜，上达头目，长于祛风止痛，为诸经头痛之要药；羌活、细辛均可祛风止痛，其中羌活善治太阳经头痛，细辛善治少阴经头痛，防风辛散疏风止痛；炙甘草益气和中，调和诸药。以原方去白芷、荆芥、薄荷，而加藁本治巅顶痛；加醋香附、炒芥子、法半夏、橘红以行气化痰止咳；加炒白芍取芍药甘草汤之义而缓急止痛；加玄参、桔梗以利咽止痛；因患者脉象沉细、实中有虚，故加一味党参健脾益肺。复诊患者头痛好转，又感胃胀嗳气，故减细辛、防风、羌活，加紫苏梗行气宽中，加佛手、旋覆花、姜厚朴、焦山楂、炒莱菔子行气化湿消食；加石菖蒲豁痰化湿和胃；加酸枣仁养心安神。

四、口僻医案

口僻-气虚血瘀

石某,男,40岁。

初诊(2014年11月1日):主因左侧面部肌肉拘强不遂23天就诊。患者诉23天前无明显诱因突然出现左侧面部肌肉拘强不遂,伴有左眼闭合不全,流泪,左面部麻木,左口角歪斜、流涎,进食易夹,神疲乏力,头闷。舌淡红,苔白,脉缓。

中医诊断:口僻。

中医辨证:正气亏虚,脉络瘀阻。

治法:益气,活血,通络。

方药:补阳还五汤加减。

处方:生黄芪30 g,当归10 g,川芎10 g,赤芍10 g,桃仁10 g,红花10 g,地龙15 g,全蝎10 g,白附子5 g,僵蚕10 g,秦艽10 g,鸡血藤30 g,白芷5 g,防风10 g,桂枝10 g。5剂,共研为细末,每次服6 g,1日3次。药尽病除。

〖按语〗补阳还五汤为清代医家王清任的经典名方,方中黄芪既可大补元气(气旺则血行,瘀去则络通),又可利水消肿,缓解患者水湿内停之证,改善面部肌肉拘强不遂;当归活血通络而不伤血;赤芍、川芎、桃仁、红花合用使活血祛瘀之效大增;由全蝎、白附子、僵蚕组成的牵正散,治疗风痰阻络之口眼歪斜;防风息内风以止痉;桂枝温经通络;秦艽、鸡血藤通络止痛。诸药合用,补气则气旺血行,活血则瘀消络通。

五、不寐病医案

病案一

不寐病-阴阳失调

殷某，男，50岁。

初诊（1994年6月7日）：主因失眠、夜间烘热、出冷汗、遗精2月余就诊。刻下症见：失眠，夜间烘热，出冷汗，遗精伴神疲乏力，语言低微，心烦，口干不喜饮。被西医诊为植物神经功能紊乱，服西药及中药温补之剂不效。患者思想顾虑颇重，自谓其病难愈，渐至精神萎顿，整日卧床需人照顾。察其形体消瘦，舌淡红略胖，苔薄白微腻，脉沉细弱。

中医诊断：不寐病。

中医辨证：阴阳失调，心肾不交。此乃过服温补，助阳太过，耗损其阴，致阴阳失调、水火不济、虚阳不固、阴精失守。

治法：调和阴阳，交通心肾。

方药：桂枝汤加龙骨牡蛎汤加味。

处方：桂枝4.5 g，白芍4.5 g，炙甘草3 g，龙骨9 g，牡蛎9 g，远志4.5 g，生姜3 g，大枣3枚。2剂，水煎，1日1剂，分3次服。

二诊（1994年6月9日）：药后能入睡4小时，烘热汗出减轻，精神稍振，仍心烦，舌淡红，苔薄白，脉沉弱。在初诊方的基础上，去远志，龙齿易龙骨，加枣仁9 g、附片1 g。3剂，水煎，1日1剂，分3次服。另以磁朱丸3 g，每日睡前冲服。

三诊（1994年6月13日）：药后夜寐较佳，但易醒，烘热汗出大减，遗精未作，心烦亦减轻，在二诊方的基础上加知母4.5 g、远志4.5 g、合欢皮9 g。继服11剂后，诸症消失。为巩固疗效，遂将三诊方研为粗末，30 g为1包，姜枣为引，水煎去渣温服，每日1包，连服半月。其后随访，两月后曾复发一次，自服三诊方3剂后而愈，再未复发。

〖按语〗该患者失眠，服中药温补之剂2月余。此乃过服温补，助阳太过，耗损其阴，致阴阳失调，营卫不和，水火不济，虚阳不固，阴精失守，心肾不交，心神失养，故脉沉细弱。见难以入睡，夜间烘热，出冷汗，遗精，伴神疲乏力，语言低微，心烦，口干不喜饮。久则顾虑重重，自感其病难愈，渐至精神萎顿，整日卧床，形体消瘦。宜调和阴阳，交通心肾，以桂枝汤加龙骨牡蛎治疗。方中桂枝汤调和营卫、滋阴和阳，桂枝、甘草辛甘化阳，白芍、甘草酸甘化阴，生姜辛散温通，大枣补中益气、养血安神，甘草调和诸药。柯韵伯在评价桂枝汤时说："此为仲景群方之冠，乃滋阴和阳、调和营卫、解肌发汗之总方也。"加龙骨、牡蛎镇潜安神，远志安神益智、交通心肾。全方标本兼治，调和阴阳，交通心肾，镇潜安神，故收良效。

病案二

不寐病–肝郁脾虚

吴某，男，57岁。

初诊（2015年3月9日）：主因失眠伴心烦急躁10天就诊。患者10天前因生气后出现失眠多梦，难以入睡，夜寐不宁，心烦心悸，急躁易怒，善太息，情绪低落，紧张焦虑，易恐头晕，纳差，大便干燥。查体：舌尖略红，苔白，脉沉细。神情忧郁，精神差，心肺腹部位未见明显异常。抑郁自评量表评分：原始分29分，标准分36.25。焦虑自评量表评分：原始分27分，标准分33.75。

中医诊断：不寐病。

中医辨证：肝郁脾虚，心神失养，心肾不交。

治法：养血疏肝，宁心安神，交通心肾。

方药：养心汤加减。

处方：人参叶10 g，当归5 g，五味子10 g，远志5 g，茯神5 g，柏子仁5 g，姜半夏10 g，黄连3 g，肉桂5 g，首乌藤30 g，柴胡5 g，紫石英10 g，合欢皮10 g，郁李仁15 g。3剂，水煎，1日1剂，分3次服。

二诊（2015年3月13日）：服上药后夜眠不宁、入睡困难、心烦急躁、易恐等症状明显好转，仍头痛，舌淡红，苔白，脉沉细。上方去紫石英、合欢皮、郁李仁，加川芎10 g、黄连6 g。3剂，水煎，1日1剂，分3次服。此后随访已愈。

〖按语〗该患者以情绪不畅起病，肝血不足，心神失养，则见难以入睡、失眠多梦；肝郁气滞，则心烦急躁、善太息；气郁化火，上扰心神，故心神不宁；肝郁克犯脾土，脾虚则纳差食少；营血化生无源，血不养心则心悸、头晕；心肾不交则失眠焦虑。舌尖略红、苔白、脉沉细均为脾虚营血不足之象。治以养血疏肝解郁、宁心安神、交通心肾，方选养心汤。方中柴胡、当归、川芎调血疏肝理气；五味子滋肺金，金水相资；肉桂为引火归元之圣药，将上越之火引回命门之中；黄连清解虚热；远志、柏子仁、首乌藤、茯神、紫石英共凑宁心安神之效。

刘某某，女，37岁。

初诊（2022年9月5日）：主因多思多虑伴夜寐差半年余就诊。患者半年前因家中变故，逐渐出现多思多虑、入睡困难、夜寐差，睡眠时间约2小时，甚至有时彻夜不眠。至天水市第三人民医院精神科就诊，被诊断为失眠、焦虑状态，予艾司唑仑1 mg、每晚1次口服对症治疗，症状时好时坏。为求进一步治疗，遂转至天水市中医医院门诊就诊。刻下症见：入睡困难，多思多虑，易生闷气，时有上腹饱胀，月经量少，经前胸部胀痛，末次月经8月27日，胃纳欠佳，大便调。舌淡红，有齿痕，苔薄白，脉弦。

中医诊断：不寐病。

中医辨证：肝郁脾虚。

治法：疏肝健脾。

方药：柴胡疏肝散合四君子汤加减。

处方：柴胡10 g，生白芍20 g，枳壳10 g，当归15 g，香附10 g，生白术15 g，茯苓20 g，川芎10 g，太子参20 g，合欢皮30 g，石菖蒲10 g，远志10 g，炙甘草6 g。7剂，水煎，1日1剂，分3次服。

二诊（2022年9月13日）：患者诉夜寐明显改善，睡眠时间较前延长，心情亦较前开朗，进食后仍有上腹饱胀，偶有下腹胀痛，胃纳尚可，二便调。舌淡红，有齿痕，苔薄白，脉弦。予上方加槟榔、化橘红各10 g。再服7剂，失眠已痊愈。

〔按语〕人的睡眠节律与自然界阴阳变化相协调，与昼夜消长规律相一致。肝藏血、血舍魂及肝主疏泄的生理功能与睡眠密切相关。本例患者因情志不遂引起肝气郁滞，见胸部胀痛、脉弦。肝木侮土，脾失健运，故见腹胀纳差、舌有齿痕。脾虚致肝血失养，多思多虑而耗伤阴血，肝不藏魂而致失眠。证属肝郁脾虚，故予柴胡疏肝散合四君子汤加减，以疏肝健脾并举。方中柴胡疏肝解郁，香附疏肝理气止痛，川芎活血行气止痛，枳壳理气行滞，白芍、甘草养血柔肝、缓急止痛，太子参、白术益气健脾，茯苓渗湿健脾，合欢皮解郁安神，石菖蒲、远志养心安神，甘草调和诸药。二诊患者夜寐改善，仍有腹部饱胀疼痛，加用化橘红行气健脾、槟榔行气止痛。

本案患者与上案患者虽同为肝郁脾虚证，但起病有别。上案患者为男性，其因怒气伤肝、肝郁脾虚、心神失养、心肾不交而致不寐；本案患者为女性，其因思虑伤脾、脾虚肝郁而致不寐，故选方遣药不尽相同。失眠病因病机多样，然治疗此类失眠，当崇仲景之法，"养脾益肝"是治病求本也。

病案三

不寐病–痰热扰心

张某某，男，63岁。

初诊（2015年3月29日）：主因失眠伴咳嗽咳痰1月就诊。患者平素嗜烟，1月前无明显诱因出现失眠，表现为入睡困难、眠浅易醒、多梦、口干口苦。同时自觉头昏身重，咳嗽咳痰，胸闷气短，乏力，纳差，大便黏腻。查体：舌尖略红，苔黄，脉滑。神情忧郁，精神可。双肺呼吸音粗，未闻及干、湿啰音，心、腹未见明显异常。

中医诊断：不寐病。

中医辨证：痰热扰心。

治法：宁神宣肺，化痰定志。

方药：琥枣宁神散。

处方：琥珀5g，酸枣仁20g，桔梗30g，远志10g，五味子5g，柴胡10g，茯神10g，丹参20g，夜交藤10g。1剂，共研为细末，每次6g，温水冲服，1日3次。

二诊（2015年4月3日）：服上药后失眠多梦症状好转，头昏、胸闷、气短、身重较前稍有缓解。上方加用石菖蒲10g、连翘9g、龙骨30g、牡蛎30g。5剂，水煎，1日1剂，分3次服。此后随访已愈。

〔按语〕琥枣宁神散临床应用显示对不寐（失眠症）效果较好。该方以"治（宣）肺""治痰"立论，从肺论治不寐，因五脏皆可引起不寐，非独心、肝、脾、肾也。肺主气，司呼吸，主治节，藏魄；肺失治节，肺不藏魄，魂魄不宁，心神被扰则不寐。肺失治节，宣发失度则脾运化失司，痰浊内生；营血渐耗则心失所养、神失所藏，久则血行不畅，出现五脏不和，痰扰心神则不寐。从临床中发现，不寐的发生与情志的失常息息相关，如《张氏医通》载："平人不得卧，多起于劳心思虑，喜怒惊恐。"现代医学认为，失眠可以由精神因素、躯体因素、环境因素、生物及药剂因素引起，其中导致失眠的最常见因素是紧张、兴奋、焦虑、忧郁等精神因素，此与中医认为的情志所伤是不寐的主要致病原因相一致。不寐症发病多始于忧思悲伤，忧思悲伤则伤肺，而肺气郁结日久可成痰致瘀，加之忧愁惊恐致气机逆乱、化热为火，故肺与情志变化关系密切。辨证立法用药从肺论治，以治肺为主，兼顾调理其他脏腑。肺主气，主宣发肃降，主治节，藏魄，肺得治节，则气机宣降恢复正常，推动水谷精微布散全身，痰热生成的物质基础得以去除。同时，应用祛痰安神之品助之，则无因痰化火之虞，肺宁则魄安神宁。

方中琥珀古称"虎魄""兽魂"，甘平，入心、肝、膀胱经，有定惊安神、散瘀止血、利水通淋之功，《名医别录》谓其"主安五脏，定魂魄，消瘀血，通五淋"。酸枣仁味甘酸性平，入心、肝、脾、胆四经，具有养心安神之效，《神农本草经》谓其"主心腹寒热，邪结气聚，四肢酸疼，湿痹"。方中琥珀、酸枣仁养心宁神，为君药。重用桔梗，其性平味苦辛，归肺经，作为舟楫之剂，具有宣肺祛痰、调理气机、载药上行入心肺之功效，临床汤剂中重用桔梗30 g时，安眠作用非常显著，并且未见不良反应。远志苦辛温，能交通心肾、养心安神益智，助桔梗宣肺化痰安神，为臣药。柴胡辛苦凉，归肝、胆、脾、胃、三焦经，具有疏肝解郁、和解泄热、升阳举陷之功，为少阳经要药，功擅疏肝理气。丹参味苦性微寒，归心、心包、肝经，具有活血化瘀、凉血安神之功，《滇南本草》称其"补心生血，养心定志，安神宁心，健忘怔忡，惊悸不寐"。茯神味甘淡性平，归心、肺、脾、肾经，具有宁心安神、健脾补中之功效；与柴胡入肝经气分，疏郁散结；与丹参入血分，活血安神，三药合用以活血化瘀、行气解郁、凉血安神，共为佐药。夜交藤性平味甘，归心、肝经，能养心安神、祛风通络、补益心肾。五味子甘酸辛苦咸五味俱全，入心、肺经，具有补气宁心、益智安神、敛涩之效，与夜交藤共为使药。诸药相伍，宁神宣肺，引气入血，使气行血行，气机顺畅；辛酸相伍，散敛有致，药无偏性。全方共奏宁神宣肺、化痰定志之功效。

病案四

不寐病–阴虚火旺

郭某，女，35岁。

初诊（2020年11月10日）：主因失眠易醒、伴口干鼻燥4月就诊。患者4月前出现失眠易醒，伴口干鼻燥、鼻塞，夜间加重，小便灼热，右手中指疼痛，患者未予重视，现为求诊疗，遂至天水市中医医院就诊。刻下症见：失眠易醒，伴口干、鼻燥、鼻塞，夜间加重，白天精神欠佳，手足心热，胃脘嘈杂，右手中指疼痛，双手晨僵小于1小时，胃纳可，大便调，小便灼热。舌淡红，少苔，脉沉细。

中医诊断：不寐病。

中医辨证：阴虚火旺。

治法：滋阴降火，养心安神。

方药：天王补心丹加减。

处方：生地黄15 g，人参叶10 g，麦冬10 g，天冬10 g，炒酸枣仁10 g，北沙参10 g，蜜远志10 g，黄连3 g。7剂，水煎，1日1剂，分3次服。

二诊（2020年11月18日）：服药7剂后，患者易醒好转，但见多梦、腰酸，时有胸闷、呃逆，舌暗红，苔白，脉沉细。上方调整如下：生地黄 30 g，郁李仁 10 g，醋莪术 30 g，酒苁蓉 30 g，南五味子 15 g，川木通 3 g，麦冬 30 g，桃仁 10 g，丹参 20 g，生龙骨 30 g，当归 10 g，玄参 30 g，柏子仁 20 g，覆盆子 30 g，煅牡蛎 30 g，煅赭石 20 g。7 剂，水煎，1 日 1 剂，分 3 次服。服用 7 剂后，患者睡眠明显好转，腰酸、胸闷等症均改善。

〖按语〗患者素体阴虚，致虚火内生，故见口干、鼻燥、手足心热、胃脘嘈杂；阳不入阴，扰动心神，心神失宁，故见失眠难寐。天王补心丹的功效是滋阴养血、补心安神，用于心阴不足所致的心悸健忘、失眠多梦。方中用生地黄、北沙参、天冬、麦冬滋阴养血，清虚热；酸枣仁、远志养心安神；人参叶、北沙参补气而不燥；黄连助清心热。后见多梦、腰酸、胸闷、呃逆、舌暗红、脉沉细，此为肾虚、血瘀、虚火上逆之象。遂在加强滋阴基础上，用苁蓉、覆盆子温补肾精，用龙骨、牡蛎、赭石潜镇安神，用桃仁、莪术、丹参等活血，故收良效。

病案五

不寐病–心肾不交

张某，女性，34 岁。

初诊（2023 年 1 月 15 日）：主因失眠多梦 4 年就诊。刻下症见：失眠，多梦易醒，醒后难以再寐，舌质红，苔薄白，脉沉。

中医诊断：不寐病。

中医辨证：心肾不交。

治法：交通心肾。

方药：交泰丸加味。

处方：黄连片6g，肉桂5g，阿胶（烊化）5g，炒白芍15g，黄芩5g，炒酸枣仁10g，首乌藤20g，生龙骨（先煎）30g，生牡蛎（先煎）20g。7剂，水煎，1日1剂，分3次服。

二诊（2023年1月23日）：患者服药后入睡较快，多梦减少，入睡6小时后醒来，醒后难以入寐，上方加煅磁石20g、川芎15g，续服7剂。后患者来诊多次，按基本方略作加减，病愈。

〖按语〗本例患者的不寐之症，病机在于肾阴不足，心肾不交，水火失济，君火上炎，扰动神明。交泰丸为治疗心肾不交的著名方剂，治疗心火偏亢、心肾不交、怔忡、失眠等症。方中黄连苦寒，入少阴心经，降心火；肉桂辛热，入少阴肾经，暖水脏。一寒一热，寒热并用，水火既济。加白芍、阿胶养血滋阴、润燥；酸枣仁、首乌藤养血安神；龙骨、牡蛎镇摄心神；黄芩助黄连清热；后加磁石镇惊安神，川芎活血行气。遣方用药紧扣病机，故获良效。

六、健忘医案

健忘-阴阳失调

苏某，男，15岁。

初诊（1993年9月12日）：家长代诉患儿半年来健忘，上课注意力不集中，喜吐唾沫，斥之亦不能自控。望其面黄白欠华，舌略胖苔白，脉沉。

中医诊断：健忘。

中医辨证：思虑过度，劳伤心脑，阴阳失调。

治法：燮理阴阳，安神定志。

方药：桂枝加龙牡汤加减。

处方：桂枝4.5 g，白芍6 g，龙骨9 g，牡蛎9 g，炙草3 g，生姜3 g，大枣3枚，益智仁5 g。6剂，水煎，1日1剂，分3次服。

二诊（1993年9月19日）：连服6剂后，记忆力增强，多唾止。后随访云：记性增强，学习成绩上升。

〖按语〗前人云："人之神，宅于心，心之精气（阳）不能下通于肾，肾之精气（阴）不能上奉于脑，阴阳失调则善忘。"又有"唾为肾之液，肾不摄液则多唾"之说。患者为少年男子，学习压力大，久则思虑过度，劳伤心脑致阴阳失调。"心者，君主之官也，神明出焉……肾者，作强之官，伎巧出焉"，又"肾主骨，生髓，通于脑"，因此，健忘、失眠、多唾均与心肾有关。用桂枝汤调和营卫、滋阴和阳，大枣补中益气、养血安神，龙骨、牡蛎潜镇安神定志，益智仁温补脾肾、摄唾固精。全方标本兼治，燮理阴阳，安神定志，疗效显著。

七、癫狂病医案

癫狂病–气虚神怯

张某，女，95岁。

初诊（1991年1月12日）：主因妄言骂詈、不能安卧1日就诊。缘由：一日前傍晚老人如厕时被邻居发现其行为怪异，在厕内乱抓乱摸而被送回家。自谓裤带遗落厕内，久寻不得（但实则裤带仍在）。随即水饭不进，喋喋不休，骂詈不止，所言皆为怪异，且坐卧不守，动辄欲出家门。此前患者虽年逾耄耋，但尚能操持家务，照看重孙，且性甚温和，从未见其有过如此怪异举止。这使全家惶惶不安，恐有不测。时值腊月，适其于甘肃省某大医院任医师之外孙女探家，因体查无明显体征，亦觉棘手，遂邀先生诊视。观其形瘦干枯，面、目周围皮肤花白褪色，腰伛，目光炯炯，口中念念有词，时低言复语，指斥儿女，时大声詈骂，如视异物。当其从所居卧室被扶入客厅时，其强拒不出，但扶持者则感其力怯。诊病之时尚属安稳，只是口中妄言不休。察其舌红而少津，舌苔薄黄，切其脉弦滑而数、有力、鼓指。

中医诊断：癫狂病。

中医辨证：高年气虚神怯，复挟火热阳邪，灼津为痰，蒙蔽心窍，神态逆乱所致之狂证。

治法：清泻心肝之火兼以益气化痰。

方药：仿牛黄清心丸，改丸为汤加减。

处方：白人参（另煎兑服）9 g，黄连3 g，黄芩4.5 g，焦栀子4.5 g，郁金4.5 g，龙胆草3 g，胆南星3 g，甘草2.1 g，朱砂（冲服）1.5 g。2剂，冷水煎，少量多次分服。药进1剂，患者安然入眠，醒后神清思食，2剂后病情基本平复。家人又自取1剂，服之而愈。

二诊（1992年12月1日）：时过近2年，又请先生前往诊治。见其目光无神，口中呢喃独语，语言低怯，所言尽为已故之人事。食不知饱，卧不盖被，时值寒冬，而其裸卧于被上，二便不能自控。其脉细微无力，舌则因其不能张口，而无法诊视。《难经》云："重阴者癫。"患者所得为癫证，因其已神虚气衰，故病属不治，勉强予生脉散服之，后半月而逝。

〔按语〕此例首次发病为狂证，症见妄见妄言、喧扰不宁、不能安卧、时欲走动、骂詈怒躁，盖阳气太盛之故，《难经》所谓"重阳者狂"是也。一般狂病初起多实，久病虚实互见。此例初起即为虚实夹杂，但以实为主，痰火蒙蔽心窍，阳气独胜。细辨患者突然发病，骂詈妄言而声高，不分亲疏，坐卧不宁，舌红苔黄，脉弦滑数有力，沉候亦然，此属阳证，为实为火；再者，患者年近百岁，形气俱衰，虽声高而身静，拒行而力怯，此元神虚衰，不能内敛之虚证，病在心、肝。患者虽年高体衰，所幸脉息有根，告知家属病情无妨。治以黄连、黄芩、焦栀子、龙胆草清泻心肝之火；因其年高元神虚衰，故加白人参、甘草以益气；朱砂以宁神定志；胆南星以豁痰开窍；甘草调和诸药。诸药合用，颇合此妪之病机，故药后效果甚佳。其二次发病则纯属虚证，《难经》谓"重阴者癫"是也。因其元神虚衰，阴阳将欲离决，故非药力所能为而逝。

第二节　心系病证

一、胸痹心痛医案

病案一

胸痹心痛–心血不足

金某某，男，51岁。

初诊（1991年5月15日）：主因左胸乳膺部隐痛2年余，加重半月就诊。2年前感左胸乳膺隐痛，经多家医院心电图及多普勒超声检查提示：左心室肥厚、冠状动脉供血不足、肥厚型心肌病、房性期前收缩，被诊断为冠心病心绞痛，服药休息后可暂缓，每于劳累后犯病。刻下症见：胸痛次数频繁，每次疼痛持续3～15分钟不等，伴心悸气短，夜难入寐，手心发热，头皮麻胀窜痛，舌红苔白糙根厚，脉涩细结代。

中医诊断：胸痹心痛。

中医辨证：心气不足无力运血，阴血亏虚不能濡养心神。

治法：补益气阴，宣痹通阳。

方药：生脉散合瓜蒌薤白白酒汤加减。

处方：白人参9 g，麦冬9 g，炙五味6 g，远志9 g，降香6 g，枣仁12 g，柏子仁9 g，瓜蒌15 g，薤白6 g，桂心3 g，石菖蒲6 g，炙甘草6 g，酒黄连3 g。6剂，水煎，每日1剂，分3次服。

二诊（1991年5月21日）：药后效果明显，心痛程度减轻、次数明显减少，仍胸闷气短，时心悸，夜寐易醒，舌略红苔薄白，脉缓已无结代，继守上方加减：白人参6 g，麦冬9 g，炙五味6 g，远志6 g，柏仁12 g，茯苓9 g，橘红4.5 g，降香6 g，郁金3 g，石菖蒲6 g，酒连3 g，炙草3 g，桂心3 g。3剂，水煎，每日1剂，分3次服。

三诊（1991年7月12日）：药后诸症基本消失而停药，7月12日又感左胸隐痛，按初诊方药略加减服9剂而左胸隐痛止。1年后随访，病情稳定未复发。

病案二

胸痹心痛-气阴两亏

王某某,男,68岁。

初诊(1991年6月6日):主因胸闷刺痛气促10余年就诊,于1991年5月初入院,既往有慢性喘息性支气管炎20余年。体温36.5℃,脉搏98次/分,呼吸18次/分,血压120/90 mmHg,桶状胸,心界向左下扩大,心尖区可闻及全程粗糙的吹风样杂音。心电图示:ST段Ⅱ、Ⅲ、aVF下移0.05 mV,T波倒置。被西医诊断为冠心病、慢性支气管炎、肺气肿,经治疗效果不理想,遂请葛健文先生会诊。刻下症见:胸部憋闷刺痛时作,咳喘气促,心悸,心慌,失眠,小便频数,淋漓不尽,膝软。舌边黯红苔白,脉缓软而代。

中医诊断:胸痹心痛。

中医辨证:高年气阴两亏,瘀阻心脉。

治法:补益气阴,活血宁神。

方药:生脉散合炙甘草汤加减。

处方:白人参(另煎兑服)9 g,麦冬9 g,炙五味6 g,远志6 g,枣仁12 g,降香6 g,阿胶9 g,桂心3 g,茯苓9 g,郁金4.5 g,炙草6 g,大枣3枚。3剂,水煎,每日1剂,分3次服。

至7月25日,先后就诊12次,守上法以茅根、生首乌、龟板、巴戟天、太子参、西洋参等出入加减,病情日渐稳定,心痛未作,气喘减轻,夜寐较佳,尿频减轻。其间因疝气转外科手术亦未发病,惟稍感胸闷气短,舌边尖红苔薄白花剥,脉沉细。患者气阴渐复，拟改丸剂缓图。处方：白人参45 g，麦冬45 g，炙五味30 g，远志30 g，郁金15 g，茯苓45 g，桑螵蛸45 g，瓜蒌75 g，桂心15 g，炒枳实45 g，木通24 g，炙甘草30 g，大枣15枚。共为细末，炼蜜为丸，每丸重6 g，每次1丸，日服2次。

病案三

胸痹心痛–元气欲脱

胡某某，男，59岁。

初诊（1991年6月23）：下午6时30分，患者突感胸骨下缘及上腹部剧痛难以忍受，血压110/70 mmHg，心率70次/分，律齐。先后给予强痛定、杜冷丁肌肉注射后疼痛缓解。24日心电图示：V1-V6呈QS波形，ST-T V1-V6弓背抬高，Ⅱ、Ⅲ、aVF水平下移。西医诊断为急性广泛前壁心肌梗死，中医诊断为胸痹（心血瘀阻），予极化液静滴，口服血府逐瘀汤、消心痛等。24日晚8时许患者又诉心前区剧痛，查脉搏96次/分，呼吸20次/分，血压80/20 mmHg，急予止痛、吸氧、抗休克治疗。至9时心前剧痛又作，呼吸困难，面色苍白，大汗淋漓，呕吐痰涎，脉搏140次/分，呼吸24次/分，血压100/45 mmHg，心率140次/分，心律不齐，心尖区可闻及Ⅲ级收缩期和舒张期杂音，舌淡红，苔薄白，脉细数。诊断：冠心病、急性广泛前壁心肌梗死、心源性休克、心律失常。在西药抢救同时针人中、内关、涌泉，浓煎白人参30 g顿服。化验检查：白细胞计数 25.0×10⁹/L，中性粒细胞占85%，淋巴细胞占15%；红细胞沉降率40 mm/h；血糖8.7 mmol/L；血钠129 mmol/L，血钾3.7 mmol/L，余未见异常。至26日患者仍胸痛、心悸、气短、精神极差，先后出现心房纤颤且频发房性期前收缩，经吸氧及扩冠、抗心律失常西药治疗未见显效。

6月27日遂请葛健文先生会诊，刻下症见：心前疼痛，心悸气短，语言低微，汗多乏力，全身疼痛，尿少，舌淡红，苔白，脉虚数，血压78/65 mmHg，心电图示：急性广泛前壁心肌梗死，心房纤颤。

中医诊断：真心痛。

中医辨证：心气大虚，元气欲脱，瘀血阻络。

治法：补益气阴以防厥脱，少佐活血。

方药：生脉散加味。

处方：西洋参（另煎兑服）9 g，麦冬9 g，炙五味6 g，远志6 g，降香6 g，郁金3 g，陈皮4.5 g，炙甘草9 g，大枣3枚。5剂，水煎，1日1剂，分3次服。

上药连服5剂后心律失常纠正，西药升压药亦停。胸痛隐隐，气短，噩梦纷纭，遵前法加减服药，至7月11日患者已可下地活动。心电图示：ST段V1-V6弓背抬高较前明显降低，T波V1-V6倒置，呈冠状T波。此后病情稳定，心前剧痛未作，隐痛渐减，惟癫痫时作，给予随症加药而减轻，但补益气阴之法则始终用之。

前后共诊30余次，服药80余剂，诸症基本消失，心电图示陈旧性心肌梗死波形，血压略低，临床痊愈后于1991年10月30日出院。

〔按语〕上述3例患者虽同属"胸痹心痛"一病，但因病情各不相同而兼夹证各异，故在补益气阴的基础上用药略有不同，但疗效却都很显著。案一以心气不足无力运血、阴血亏虚不能濡养心神为主，治当在补益气阴的基础上宣痹通阳，方以生脉散益气养阴、瓜蒌薤白白酒汤宣痹通阳，加五味子、远志、枣仁、柏子仁养心安神，降真香活血化瘀、理气止痛，桂心、甘草温阳化气，石菖蒲开窍化痰，反佐少量黄连以清其热。案二以高年气阴两亏、瘀阻心脉为主，治当在补益气阴的基础上活血宁神，方以生脉散益气养阴，炙甘草汤滋阴养血、益气温阳、复脉定律，加郁金、降香活血化瘀、理气止痛；远志、茯苓宁心安神。案三系胸痹心痛重症之"真心痛"，以心气大虚、元气欲脱兼瘀血阻络为主，病机重在气阴两虚。因剧痛后元气欲脱，大汗又耗伤心阴，若固执活血化瘀之法，不顾气阴大出、元气欲脱之根本，本末倒置，势必更加耗伤正气，恐病未除而人先亡矣。故应紧扣病机，补气益阴生脉以防脱，少佐活血理气之品。

二、怔忡病医案

怔忡病-阴虚阳浮

赵某，男，51岁。

初诊（1994年8月15日）：主因心悸、胸闷、头晕住院于内科。查心音低钝，心律不齐，有前期收缩。心电图示：频发室性早搏，T波改变。脑血流图示：两侧血管紧张度增高，血管弹性减退。西医诊断：冠心病、动脉硬化。西医治疗1周效不显。8月21日邀葛健文先生会诊，刻下症见：心悸，怔忡，胸闷，心烦失眠，头晕，气短乏力，胸以上至头面部发热，自汗，盗汗（以胸为甚），呃嗳频繁，食欲缺乏，大便干燥。舌红苔少，脉弦细。

中医诊断：怔忡病。

中医辨证：阴虚阳浮，心神受扰，胃气上遂。

治法：育阴潜阳，降逆安神，兼以理气和胃。

方药：二加龙骨汤加减。

处方：白芍6g，白薇6g，龙骨6g，牡蛎6g，赭石6g，附子1g，枣仁12g，枳壳6g，竹茹6g，生姜6g，甘草3g。2剂，水煎，1日1剂，分3次服。

二诊（1994年8月23日）：药后呃嗳止，心悸、怔忡、发热、盗汗均减轻，失眠有所好转，胸闷稍畅，仍心烦纳差，脉舌同前。上方去赭石，加夜交藤15g。3剂，水煎，1日1剂，分3次服。

三诊（1994年8月26日）：怔忡失眠、发热汗出进一步好转，精神较佳，心胸宽畅，食已知味，但纳少，舌略红苔少，脉弦细。上方枣仁减为9g，加麦芽9g、鸡内金6g。2剂，水煎，1日1剂，分3次服。

四诊（1994年8月28日）：诸症轻微，纳食增加，患者要求出院，嘱复查心电图大致正常。停药观察2日，遂予平调阴阳、养血宁心和胃之药4剂带回继服，以善其后。

五诊（1994年9月30日）：其子来院换方，称其父精神眠食较前大为好转，能从事轻体力劳动。1994年10月随访，已能下地参加劳动。

〔按语〕《小品方》中有二加龙骨汤，本方由白芍、白薇、龙骨、牡蛎、附子、甘草、生姜、大枣组成，为上热下寒、虚火上浮所设，最大特点是：以温为正治，以清为反佐。治疗虚热内扰所致心烦、惊狂、身热、失眠，能安神退热，故认为此方有清虚烦而安神助眠之效。

白薇有养阴之功，而无泻下之弊，可用其治疗虚烦失眠；白芍敛阴止汗、平抑肝阳；酸枣仁养心补肝、宁心安神、敛汗生津；竹茹甘寒，清热除烦；枳壳理气行滞；方中附子量微，因本患者脉弦细，以阴虚而阳浮为主要病机，故略补下元之火，佐以龙骨、牡蛎、赭石收敛重镇下潜，助附子使下焦之火归根；白薇、生姜寒温并用，以清散上焦之浮火；白芍、甘草收敛缓急；大枣、甘草调中以运上下。方中温中存清，补中有泻，重在白薇配附子、龙骨配牡蛎二组。附子温导浮阳守而不走，白薇从阴中泄热，二药联合寒热互用、导火泻热，则阴自安；配以龙、牡镇潜摄纳、咸降益阴，合为"用阳和阴"之妙法。临证治疗不同疾病，灵活搭配，变通用量，方能收效。

第三节　脾胃病证

一、泄泻病医案

病案一

泄泻病-脾虚气陷

赵某，女，40岁。

初诊（1986年7月16日）：主因腹满、泄泻1月就诊。1月前每于进食后即脘腹胀满，泄泻，直至所进食物泻完即止。每食即复如此，以致惧进饮食。曾屡服中西药无效，渐至头晕疲乏、精神不振、不思饮食。诊其脉沉而无力，舌质淡红，苔薄白。

中医诊断：泄泻病。

中医辨证：脾虚气陷，滑脱不禁。

治法：健脾益气，和胃固肠。

方药：六君子汤加味。

处方：大党参9 g，白芍6 g，陈皮6 g，半夏6 g，焦白术4.5 g，赤苓9 g，诃子肉6 g，肉豆蔻6 g，赤石脂6 g，五味子6 g，粉甘草3 g，炙粟壳3 g。3剂，水煎，1日1剂，分2次服。

二诊（1986年7月23日）：服药后，食后泄泻顽症消失，脘腹胀满大为减轻，纳食始香，精神转佳。惟胃脘隐痛，易怒，口干不喜饮，手心发热，舌质淡红，苔薄白少津，脉沉。此乃久泄阴液耗伤兼挟肝郁不舒，拟养阴和胃疏肝，药用：生地炭9 g，元参9 g，当归4.5 g，白芍9 g，焦麦芽9 g，香附9 g，青皮4.5 g，焦楂肉9 g，焦建曲9 g，酒黄柏4.5 g，花粉9 g，知母9 g，广木香3 g，砂仁6 g，天冬9 g，麦冬6 g，煨姜1片、大枣1枚引。1日1剂，水煎，分2次服，3剂而愈。

〖按语〗《黄帝内经》云："清气在下，则生飧泄；浊气在上，则生䐜胀。"此患者脾胃虚弱，升降失司，脾气不能升清，致水谷精微无力转输，而食入即泄；浊气不能下降，壅滞于中焦，而脘腹胀满。伴症虽多，而实不离此病机，故初诊以六君子汤健脾益气和胃，加诃子、赤石脂、五味子、粟壳涩敛固肠，肉豆蔻温脾止泻，白芍酸敛平肝。复诊针对其久泻阴伤、虚热内扰、肝郁不畅等病机，予养阴清热、和胃疏肝以善其后。方中所用之养阴药，初看似觉滋腻，但其中生地炒炭后能去血中余热，清热养阴而不腻膈，又伍焦三仙等消导之品，致滋养阴液而不碍中。患者服后自觉脘腹舒适而其病告愈。

病案二

泄泻病–脾虚湿盛

白某，男，21岁。

初诊（1986年5月10日）：主因间断腹泻半年就诊。病史：腹泻时轻时重，时已半年，便稀溏薄，每日3～6次，近来更增心慌心悸、健忘遗精、神疲乏力等症。平素常感咽痛，曾有肺痨病史。诊舌边略红，苔白厚，脉弦细。

中医诊断：泄泻病。

中医辨证：脾虚湿盛，阴血不足，心神失养。

治法：健脾除湿，养阴安神。

方药：五苓散合生脉饮加减。

处方：北沙参9g，当归2.1g，陈皮6g，茯苓6g，猪苓6g，苡米9g，山药9g，泽泻6g，诃子肉4.5g，天冬9g，远志肉4.5g，五味子4.5g，甘草3g，砂仁4.5g，焦山楂4.5g，生姜、竹茹引。2剂，水煎，1日1剂，分2次温服。忌生冷、荤腥、油腻食物。

二诊（1986年7月11日）：谓药后效果极好，自己按原方继服4剂后，泄泻、心悸、遗精等症状消失。

〔按语〕此案患者，素体阴虚肺燥，故常咽痛。复因饮食中多荤腻之品，损伤脾胃，水湿内停，清浊不分，而成泄泻。久泻不止，气血化源不足，心神失养则心慌悸动、健忘。脾虚湿盛与阴虚并存，除湿有伤阴之弊，滋阴有助湿之虞，施治较为棘手。本案治法宗"治湿不利小便，非其治也"之旨，以健脾淡渗之药使脾胃健、清浊分、水湿去、泄泻止。针对其阴虚肺燥、心神失养之症，药用沙参、天冬、五味子养阴保肺，当归、远志养血安神，辅以醒脾之品，巧妙地将除湿、护阴融为一体，使缠绵难愈之痼疾数日而愈。

病案三

泄泻病–脾虚湿盛兼肝郁

张某，男，46岁。

初诊（2006年8月10日）：主因腹痛腹泻反复发作3年就诊。刻下症见：下腹部隐痛，时有肠鸣，每日排便4～6次，为黄色稀水便，进食生冷瓜果则腹泻加重，肢体倦怠，食纳欠佳，胸闷，心烦，舌质淡，苔白腻，脉濡滑。乙状结肠镜检查示肠壁黏膜节段性充血水肿，被诊断为慢性结肠炎。

中医诊断：泄泻病。

中医辨证：脾虚湿盛兼肝郁。

治法：健脾化湿，理气疏肝。

方药：平胃散合痛泻要方加减。

处方：苍术10 g，白术10 g，厚朴10 g，薏苡仁30 g，茯苓10 g，木香6 g，白扁豆10 g，柴胡10 g，白芍10 g，防风6 g，陈皮10 g，绿萼梅10 g，香附10 g。5剂，水煎，1日1剂，分3次服。嘱其放松心情，调畅情志，勿食生冷。

二诊（2006年8月16日）：服药5剂后复诊，肢体倦怠、胸闷心烦症状缓解，大便次数减少为每日3～4次。守方再进10剂，患者诸症基本消失，食纳好转，大便成形，每日1～2次，改服散剂，巩固疗效。

〖按语〗此案患者，腹泻3载，脾胃已虚，加之肝失条达，横逆侮脾，脾运无权，脾虚湿盛，故腹痛腹泻肠鸣、胸闷心烦、久泻不止。脾虚湿盛与肝郁并存，治当健脾化湿、抑肝扶脾。本案用平胃散燥湿运脾、行气和胃，合痛泻要方补脾柔肝、祛湿止泻，使肝脾调和、脾运胃健、湿去泻止。方中苍术、白术苦温，补脾燥湿以培土，为君药。厚朴辛温而散，长于行气除满，亦能燥湿，与苍术有相须之妙；白芍酸寒，柔肝缓急以止痛，配白术，可于土中泻木；茯苓、薏苡仁利水渗湿、健脾止泻；木香行气止痛、健脾消食；香附疏肝解郁、理气宽中，共为臣药。陈皮辛苦而温，理气燥湿、醒脾和胃；白扁豆健脾和胃、化湿和中；绿萼梅苦平，平肝和胃；共为佐药。柴胡疏肝解郁、升举阳气；防风具升散之性，合白芍以疏肝，伍白术以鼓舞脾之清阳，并可祛湿以助止泻，又为脾经引经药，兼具佐使之用。全方健脾和胃、抑肝扶脾、化湿止泻、理气止痛，治疗肝郁脾虚之痛泻痼疾，患者终获痊愈。

病案四

泄泻病–大肠湿热兼外感

卢某某，男，23岁。

初诊（2022年10月15日）：主因间歇性腹痛腹泻40余天就

诊。患者40天前不洁饮食后出现上腹部隐痛，腹泻，每日2次，进食辛辣后加重，患者未予重视，现为求诊疗遂至天水市中医医院就诊。刻下症见：时有上腹部隐痛，腹泻，每日2次，大便质稀，夹有泡沫，排便时伴肛门灼热感，胃纳可，睡眠可，小便正常，舌红，苔黄腻，脉沉数。

中医诊断：泄泻病。

中医辨证：脾胃受损，湿热停留，复感外邪，热邪内迫，证属大肠湿热。

治法：清热利湿，涩肠止泻。

方药：葛根芩连汤加减。

处方：葛根24 g，酒白芍12 g，党参9 g，北柴胡12 g，酒黄芩9 g，炙甘草6 g，炮姜3 g，黄连9 g，乌梅10 g，木香6 g。7剂，水煎，1日1剂，分3次服。

二诊（2022年10月24日）：服药7剂后，患者腹痛好转，腹泻未作，调整方药，减轻药物剂量继续巩固。此次见胃胀，去炮姜，予鸡内金9 g消食导滞，具体处方如下：葛根9 g，炒白芍9 g，北柴胡6 g，酒黄芩9 g，炙甘草3 g，党参9 g，黄连3 g，乌梅6 g，木香3 g，鸡内金9 g。7剂，水煎，1日1剂，分3次服。服药后患者腹痛腹泻痊愈。

〔按语〕患者因饮食不洁，使脾胃受损，湿热停留，复感外邪，则致泄泻。热邪内迫，大肠传导失司，故肛门有灼热感，舌脉亦为佐证。治以经方葛根芩连汤加减，方中所重用之葛根，既能发表解肌以解在表之邪，又能升清阳、止泻利，使表解里和；加柴胡以助葛根升阳之功；因里热已炽，故用黄芩、黄连以清里热；炙甘草协调诸药，共奏表里两解、清热止利之功；加酒白芍配炙甘草，取芍药甘草汤之义以缓急止痛；加木香以行气止痛；加党参以补气养血；加少量炮姜以温中，且反制黄连、黄芩苦寒之痹；加乌梅以涩肠止泻。

二诊时因胃胀，去温热之炮姜，加鸡内金以消食导滞。经两次就诊，患者痊愈。

二、胃痞病医案

胃痞病–气滞湿阻挟热

张某某，女，67岁。

初诊（2015年7月9日）：主因胃脘胀满伴纳差食少10年、加重20天就诊。诉10年前因感冒后出现胃脘胀满伴纳差食少，在某医院被诊断为慢性胃炎。20天前上症加重，口服复方雷尼替丁胶囊0.1 g治疗，1周无明显好转，为求中医治疗来诊，刻下症见：胃脘胀满，胸闷憋胀，咽部哽噎，疲乏气短，头身灼热，多汗，口干口苦不喜饮，纳差食少，大便先干后软。查血压130/60 mmHg，腹软，上腹部压痛（＋），墨菲征（－）。舌质淡红，苔白厚，脉沉细。血常规：白细胞计数$3.9×10^9$/L。腹部彩超提示：胆囊壁毛糙并异常所见，考虑息肉样病变。上消化道钡餐造影提示：慢性胃炎。心电图提示：不完全性右束传导阻滞。

中医诊断：胃痞病。

中医辨证：气滞湿阻挟热。

治法：健脾燥湿，疏肝理气，和胃清热。

方药：平胃散合左金丸加减。

处方：炒苍术 10 g，厚朴 10 g，陈皮 10 g，黄连 10 g，吴茱萸 3 g，人参叶 10 g，姜半夏 10 g，柴胡 10 g，竹茹 5 g，蒲公英 10 g，大腹皮 10 g，枳壳 10 g，藿香 10 g，佩兰 10 g，鸡内金 10 g。5 剂，水煎，1 日 1 剂，分 3 次服。

二诊（2015 年 7 月 15 日）：服药 5 剂后，多汗、疲乏气短、胸闷憋胀、咽部哽噎明显减轻，仍头身灼热，口干口苦不喜饮，大便先干后软。上方再服 5 剂后，症状明显好转。

〔按语〕该患者胃脘胀满，胸闷憋胀，咽部哽噎，疲乏气短，纳差食少，属中医胃痞病，兼见头身灼热，多汗，口干口苦不喜饮，大便先干后软，舌淡红，苔白厚，脉沉细，证属湿阻气滞挟热。脾胃为后天之本，主运化，脾胃健运失常，则水湿运化不利，湿阻气滞，久之化热，湿热互结，困囿脾胃，久不解则脾虚湿愈重，肝气横逆犯胃，故患者症状逐渐加重。平胃散出自《简药济众方》，为治疗湿滞脾胃证的基础方，方中苍术为君药，辛香苦温，入中焦，为燥湿运脾要药，湿去则脾运有权，脾健则湿邪得化；湿邪阻滞气机，故方中配伍厚朴、陈皮、枳壳、大腹皮行气除满，脾气行则湿化。左金丸清泻肝火、降逆止呕，伍小柴胡汤和解少阳，竹茹、蒲公英清热除烦，同时配伍藿香、佩兰醒脾化湿和中，鸡内金健脾消食。全方正中病机，药后患者症状减轻。

三、嘈杂医案

嘈杂-肝火犯胃

张某，男，43岁。

初诊（2014年8月16日）：主因胃脘部嘈杂7月余、加重1月就诊。患者诉7月前无明显诱因出现胃脘嘈杂，伴有口干口苦，恶心吞酸，口渴喜冷，口臭心烦，似饥非饥，睡眠欠佳，小便频数，大便干。查体：舌质红，苔白根黄，脉弦数。心肺腹部未见明显异常。

中医诊断：嘈杂。

中医辨证：肝郁化火，横逆犯胃。

治法：清肝泻火，降逆止呕。

方药：左金丸加减。

处方：黄连6g，吴茱萸3g，浙贝10g，蒲公英10g，竹茹5g，炒白芍10g，炙百合10g，海螵蛸10g，煅瓦楞子10g。5剂，水煎，1日1剂，分3次服。

二诊（2014年8月21日）：服药后诸症缓解，唯觉胃脘胀满、体倦乏力。处方：黄连5g，吴茱萸3g，台乌10g，佛手10g，蒲公英10g，厚朴5g，炙百合10g，炒白术10g，人参叶10g，茯苓10g。5剂，水煎，1日1剂，分3次服。其后随访，病愈。

〔按语〕本例患者所患为嘈杂，明代张介宾在《景岳全书·嘈杂》中云："嘈杂一证，或作或止，其为病也，则腹中空空，若无一物，似饥非饥，似辣非辣，似痛非痛，而胸膈懊憹，莫可名状，或得食而暂止，或食已而复嘈，或兼恶心，而渐见胃脘作痛。"肝主疏泄，脾胃为升降之枢，脾主升清，胃主降浊。患者因情志不遂，或饮食不节，或外感邪气，致肝失疏泄，肝气郁结，日久化火，肝火犯胃，胃失和降，从而导致本病。《临证指南医案》载"胃土久伤，肝木愈横"，肝火横逆犯胃则胃脘嘈杂明显，加之该患者舌质红、苔白根黄、脉弦数，故辨证为肝郁化火、横逆犯胃之证。初诊以清肝泻火、降逆止呕为主，方以左金丸加减。方中苦寒之黄连，入心、肝、胃经，既能清肝胃之火，使肝火得清自不横逆犯胃，胃火得清胃气自降，又能泻心火，有"实则泻其子"之意，故为君药；纯用苦寒之品，又恐凉遏难解，故加辛热之吴茱萸，开肝郁、降胃逆，既能制约黄连苦寒之性，又善和胃降逆止呕，是为臣药。本案患者肝火之象明显，故黄连用量 2 倍于吴茱萸，取左金丸"木从左，而治从金"之意。蒲公英性寒、味苦甘，归肝胃经，取其清肝胃火、疏肝解郁之效；因火热伤阴，故用炒白芍柔肝养阴、缓急止痛；佐以浙贝、竹茹、海螵蛸、煅瓦楞子清热制酸和胃；酌加百合清热去火、宁心安神。诸药合用，肝胃同治，使肝火得清、胃气得降。服用 5 剂后复诊，患者胃脘嘈杂症状缓解，然患者病史长达 7 月余，久病多虚，经初诊治疗过后，肝火之象不显，故在初诊方基础上将黄连用量酌减，去浙贝、竹茹、炒白芍、海螵蛸、煅瓦楞子，加用厚朴、佛手、台乌疏肝理气、和胃降逆。患者久病，恐行气降气、通降阳明之力过强，遂加人参叶补气，炒白术、茯苓燥湿健脾，取参苓白术散之意。继服 5 剂后，症消病除，再未复诊。

第四节 气血津液病证

一、郁病医案

病案一

郁病-肝郁脾虚

杨某某，女，28岁。

初诊（2015年1月3日）：主因情绪不宁伴双腿颤抖、右髋疼痛3月就诊。患者3月前无明显诱因出现双腿颤抖伴右髋疼痛，夜间噩梦纷纭，胡思乱想，哭笑不已，记忆减退，曾经在某医院被诊断为精神分裂症。服用利培酮、舒比利、多虑平等药后，双腿颤抖症状明显减轻，但仍情绪不宁。刻下症见：情绪不宁，心烦急躁，恐惧，坐立不安，自觉舌上虫行蚁走感，口气秽臭。舌淡红，苔黄厚，脉沉细。汉密尔顿评分：①抑郁：39分；②焦虑：35分。

中医诊断：郁病。

中医辨证：肝郁气滞，肝风内动，脾胃虚弱。

治法：疏肝解郁，镇肝息风，健脾和胃。

方药：柴胡加龙骨牡蛎汤加减。

处方：柴胡10g，黄芩10g，姜半夏15g，炒白术10g，茯苓10g，人参叶10g，大枣10g，炙甘草3g，桂枝10g，炒白芍10g，生姜5g，木瓜10g，全蝎5g，煅龙骨（先煎）30g，煅牡蛎（先煎）30 g。5剂，水煎服，1日1剂，分3次服。

二诊（2015年1月8日）：患者药后舌上虫行蚁走感消失，恐惧及坐立不安减轻，仍感心烦急躁，善太息，夜间盗汗，失眠。舌淡红，苔薄黄，脉沉细。前方大枣改为20 g，炙甘草改为10 g，加合欢皮10 g、浮小麦30 g，以增强疏肝养心之功。5剂，水煎服，1日1剂，分3次服。

三诊（2015年1月14日）：药后心烦急躁减轻，可以安坐，太息及盗汗减轻，仍然失眠。舌淡红，苔薄黄，脉沉细。效不更方，前方改柴胡为15 g，5剂，水煎服，1日1剂，分3次口服。

四诊（2015年1月19日）：患者诸症明显缓解，改汤剂为散剂缓服，以巩固疗效。

〖按语〗本例为以疏肝解郁镇肝息风健脾和胃治疗抑郁合并焦虑症的经典案例。柴胡加龙骨牡蛎汤源自《伤寒论》第107条："伤寒八九日，下之，胸满烦惊，小便不利，谵语，一身尽重，不可转侧者，柴胡加龙骨牡蛎汤主之。"柴胡加龙骨牡蛎汤具有通利三焦、枢转少阳、镇惊宁神、调和肝胆的功效。方中柴胡、黄芩解少阳之热；牡蛎、龙骨镇惊安神；大枣、人参益气扶正；茯苓利水，宁心安神，能缓解惊狂躁烦之苦；甘草健脾，益气补中，调和诸药；白术具有健脾益气、调节胃肠之功效；白芍养血补血、养阴平肝，与白术同用增加健脾、和中的作用；生姜、半夏化痰止呕，解少阳之寒；桂枝通阳达表，能祛一身尽重之累；木瓜舒筋活络、和胃化湿；全蝎息风镇痉、通络散结。全方可奏疏肝解郁、调气祛痰、定志安神、镇肝息风、健脾和胃之功。

病案二

郁病-肝郁气滞

李某，女，42岁。

初诊（2021年5月2日）：主因精神抑郁、不寐1年余就诊。患者1年前因情绪受刺激后出现郁郁寡欢，胸胁胀满，夜寐难安，善太息。症状时轻时重，于当地被诊断为抑郁症，服西药治疗后疗效不显，无精神病家族史。刻下症见：表情淡漠，精神恍惚，易怒善哭，善太息，胸胁胀满，乏力，不思饮食，舌质淡，苔薄白，脉弦细。

中医诊断：郁病。

中医辨证：情志所伤，肝失疏泄，气机失于调达，肝木侮土，脾失健运，证属肝郁气滞。

治法：疏肝解郁，行气化滞。

方药：柴胡疏肝散加减。

处方：柴胡15 g，白芍15 g，当归15 g，郁金20 g，川楝子15 g，香附10 g，川芎10 g。7剂，水煎，1日1剂，分3次服。

二诊（2021年5月10日）：胸胁胀满较前好转，心神不宁减轻，但情绪仍低沉，不思饮食，舌质淡红，苔白腻，脉弦。上方加神曲10 g、麦芽10 g、鸡内金10 g。7剂，水煎，1日1剂，分3次服。

三诊（2021年5月18日）：胸胁胀满、叹气基本消失，食欲增加，精神好转，舌质红，苔白，脉弦，二便正常，效不更方，再守上方5剂，病愈。

〔按语〕该患者因情绪刺激后出现郁郁寡欢、胸胁胀满、夜寐难安、善太息等症，为七情所伤，辨证为肝郁气滞之证。善太息症状为辨肝郁气滞之要症。当患者诉气短时，可询问患者吸一口气舒服还是出一口气舒服，吸一口气舒服则为虚证，出一口气舒服则为肝郁之实证。肝主疏泄，性喜条达，其经脉布胁肋循少腹。若情志不遂，木失条达，则致肝气郁结，经气不利，故见胸胁胀满、夜寐难安；肝失疏泄，则郁郁寡欢、善太息；脉弦细为肝郁不舒之征。遵《黄帝内经》"木郁达之"之旨，治宜疏肝理气之法。方中柴胡功善疏肝解郁，为君；香附理气疏肝而止痛，川芎活血行气以止痛，二药相合，助柴胡解肝经之郁滞，并增行气活血止痛之效，共为臣药；白芍养血柔肝、缓急止痛，为佐药；去原方中陈皮、枳壳而不用（因二药温燥），而以郁金、川楝子代替，郁金活血行气解郁，川楝子以泄肝气为妙；以当归代替甘草，合白芍以养血柔肝。诸药相合，共奏疏肝解郁、行气化滞之功。

二、消渴类病医案

病案一

消渴类病–脾肾两虚

许某，男，64岁。

初诊（1994年8月11日）：患者患糖尿病多年，近4个月来病情加重。刻下症见：消瘦，疲乏倦怠，纳少恶心，胸闷气短，浮肿，尿少便溏。舌质暗红苔白，脉涩细。曾住某医院3月余，血糖15～21 mmol/L，尿糖+++，酮体+-+++，用口服降糖药及胰岛素均不能控制。

中医诊断：消渴类病。

中医辨证：阴虚及阳，脾肾两虚，瘀血内停。

治法：滋阴助阳，健脾益肾。

方药：六味地黄丸加减。

处方：熟地黄15 g，山萸12 g，山药15 g，元参10 g，丹参10 g，泽泻10 g，人参6 g，仙灵脾10 g，苍术10 g，黄芪15 g，龙骨15 g，牡蛎15 g。每日1剂，水煎，分3次服。

以上方加减调治3月余，尿糖转阴，酮体消失，血糖稳定在7.5 mmol/L左右，精神好转，饮食知味，余症均基本消失，后以上方改配为散剂服用，病情已稳定。

〖按语〗治疗消渴类病首先应辨上、中、下三消之主次，再辨燥热与阴虚的标本轻重。用药须重视养阴，有燥热者，必须清热，而对下消日久、气血阴阳俱损者，应当阴阳气血并补。该患者为老年男性，下消日久，阴损及阳，致阴阳俱损，应当阴阳并补。地黄丸滋阴补肾，加元参以助滋阴之力，人参补元气，黄芪补气升阳，仙灵脾温补肾阳，苍术燥湿健脾，丹参活血祛瘀，龙骨、牡蛎收敛固涩、镇摄安神。全方滋阴助阳，阴阳互补；活血燥湿，收敛固涩；标本兼顾，益气健脾。

病案二

消渴类病-阴虚生风

朱某，男，46岁。

初诊（1997年4月21日）：患糖尿病10年余，经治血糖一直控制较满意。近2月因工作繁忙、精神紧张，常见乏力，全身瘙痒如蚁行，尤以下身及大腿内侧瘙痒伴刺痛为甚，夜难入寐。查舌质暗红，舌下脉络迂曲，苔薄白而干，脉细。尿糖+++，酮体+，血糖17.3 mmol/L，血钾7.5 mmol/L，血钠126 mmol/L，血氯98 mmol/L。

中医诊断：消渴类病。

中医辨证：阴血虚耗，日久生风，兼有湿热。

治法：清热利湿，养血祛风。

方药：龙胆泻肝汤加减。

处方：胆草4.5 g，焦栀6 g，车前子（另包）9 g，木通3 g，生地黄9 g，土茯苓15 g，当归6 g，元参10 g，苍术6 g，白藓皮10 g，海桐皮10 g，地肤子10 g，豨莶草10 g，五加皮10 g。7剂，水煎，1日1剂，分3次服。

二诊（1997年4月29日）：服药后症状稍减，血糖下降，但后症状又复作，血糖居高不降。患者因思虑过度，暗耗阴血，血虚生风，日久及络，故病不易除，乃改以活血为主，佐以入络剔风之品。方用：苍术10 g，元参18 g，生地黄18 g，生首乌30 g，生芪15 g，山药12 g，乌蛇15 g，全蝎3 g，蜈蚣2条，桃仁10 g，红花6 g，血竭（冲服）3 g，山萸12 g，丹皮9 g，泽泻9 g，大黄9 g，海桐皮10 g。连服40余剂，瘙痒刺痛等症基本消失，血糖降至8.1 mmol/L，后将本方配制为散剂出院继服。

〖按语〗《临证指南医案·三消》曰："心境愁郁，内火自燃，乃消症大病。"故先用龙胆泻肝汤清肝胆实火、利肝胆湿热，然收效不显。细审病因病机，该患者因工作繁忙，精神紧张，暗耗阴血，血虚生风，日久及络，终成消渴之变证。故改以滋阴养血、活血除风，辅以益气健脾、清热利湿为法配方遣药，以生地黄、元参、生首乌、山药、山萸滋阴养血，桃仁、红花、乌蛇、全蝎、蜈蚣、血竭、海桐皮活血除风，生芪、山药益气健脾，苍术、泽泻燥湿利湿，大黄、丹皮清热解毒。消渴类病，病因病机十分复杂，临床只有审证求因、探病机、巧用药，方能收良效。

病案三

消渴类病-脾虚湿蕴

剡某，男，38岁。

初诊（2003年6月8日）：3天前体检发现血糖12.5 mmol/L。自述口微渴，口苦，倦怠乏力，纳呆脘胀，大便干燥，舌红，苔黄厚腻，脉弦滑。查空腹血糖13.8 mmol/L，餐后血糖22.2 mmol/L。

中医诊断：消渴类病。

中医辨证：脾胃虚弱，湿热内蕴。

治法：清利湿热，抚脾健运。

方药：大柴胡汤加减。

处方：柴胡10 g，黄芩10 g，清半夏10 g，枳实20 g，大黄（后下）10 g，黄连5 g，茯苓20 g，生苡仁30 g，滑石30 g，生山楂15 g。1日1剂，水煎，分2次服。

二诊（2003年6月20日）：该方连用10余剂后，口微渴，倦怠乏力大减，纳增，舌红，苔薄黄。查空腹血糖为7.8 mmol/L，餐后血糖为 10.2 mmol/L。上方去苡仁、滑石，减枳实为 10 g、大黄为 5 g，加生芪 30 g、白术 15 g、生地黄 15 g。

三诊（2003 年 6 月 30 日）：上方连用 10 余剂后诸症消失，精神好转，空腹血糖为 6.0 mmol/L，餐后血糖为 7.2 mmol/L。上方去大黄、黄芩、茯苓，加天花粉 20 g、丹参 10 g。续服 10 余剂以巩固疗效，随诊血糖控制满意。

〖按语〗肺燥、胃热、肾虚虽然是糖尿病演变的重要过程，但往往是热盛而湿郁之候。该患者年轻气盛，口苦口渴，脘胀便干，舌红苔黄厚腻，脉弦滑，然倦怠乏力、纳呆。细辨之，此为少阳阳明合病，主要病机是少阳气盛，横犯脾胃，致脾虚不运，聚湿生热而成中消之证，病位在肝胆、脾胃。因气机被阻，里热较甚，方选大柴胡汤和解少阳、内泻热结。方中柴胡、黄芩清泄少阳郁热；黄连清热燥湿、泻火解毒，善清脾胃湿热；大黄、枳实内泻阳明热结；半夏和胃降逆、辛开散结；茯苓、苡仁、滑石利水渗湿；生山楂通行气血、化浊降脂。本方为和下两法合用，清解少阳，内泻热结，健脾利湿，使少阳与阳明之邪得以分解，故其病得愈。

三、虚劳类病医案

病案一

虚劳类病-脾肾两虚

王某，女，60 岁。

初诊（1994 年 6 月 15 日）：主因腿痛 1 年余就诊。刻下症见：

髋腰腿痛，行走起蹲均受限，时有肢体抽搐，面色萎黄虚浮，精神萎靡，头晕目眩，恶心时呕，纳呆食少，大便量少，夜尿频多，舌淡胖，边有点痕，苔薄白，脉虚缓。化验检查：血红蛋白60 g/L，血钾 3.4 mmol/L，血钠 126 mmol/L，血钙 1.95 mmol/L，血尿素氮 15.6 mmol/L，二氧化碳结合力 14 mmol/L，红细胞沉降率40 mm/h；尿蛋白++，颗粒管型 0～1。X 片示：双髋关节及股骨骨质疏松。西医诊断：慢性肾衰，肾性贫血，肾性骨病，代谢性酸中毒，电解质紊乱。

中医诊断：虚劳类病。

中医辨证：脾肾两虚，气血亏耗，筋骨失养，胃失和降。

治法：益气养血，温补脾肾，兼以和胃。

方药：十全大补汤合二陈汤加减。

处方：党参 10 g，生黄芪 30 g，炒白术 10 g，茯苓 15 g，当归10 g，熟地黄 12 g，山茱萸 12 g，炒山药 12 g，泽泻 10 g，白芍15 g，川芎 10 g，益智仁 12 g，生姜 6 g，竹茹 6 g，陈皮 6 g，炙甘草 5 g。1 日 1 剂，水煎，分 2 次服。

另予大黄 10 g，牡蛎 30 g，红花 10 g，蒲公英 30 g，益母草30 g。水煎 200 mL，保留灌肠，1 日 1 次。

二诊（1994 年 8 月 15 日）：调治 2 月余，呕恶基本消失，纳食增加，精神转佳，髋腰疼痛减轻，可自己行走。血尿素氮降至8.8 mmol/L，二氧化碳结合力升至 17 mmol/L，血钾升至 3.7 mmol/L，血红蛋白降至 55 g/L。舌淡，苔薄白，脉虚缓弱。

仍予温补脾肾、滋补精血法之十全大补汤加减，加用阿胶、龟胶、鹿胶、紫河车等，并两次输鲜血 400 mL。

其后不料病情急剧恶化，患者神昧息促，呕恶频作，不能进食，精神疲惫。舌质淡白，苔腻，脉虚。查血尿素氮19.7 mmol/L，二氧化碳结合力11 mmol/L。渐至呼吸深慢，时有间歇，血压100/45 mmHg。经抢救3天未见好转，家属要求出院治疗，遂停用纠正贫血、升压、支持治疗等西药及中药温补剂，予芳香开窍、和胃理气、升清降浊法。方用：半夏15 g，藿香9 g，佩兰9 g，菖蒲9 g，紫苏30 g，陈皮6 g，枳壳6 g，茯苓10 g，竹茹6 g，郁金6 g，水煎，1日1剂。同时，静滴5%碳酸氢钠200 mL，2天后神志转清，能进流食，并可经人搀扶下床登厕，遂停碳酸氢钠，继予和胃健脾法调理。

半月后查血尿素氮10 mmol/L，二氧化碳结合力16 mmol/L，血钾3.5 mmol/L，血红蛋白60 g/L。此后间断服用健脾益胃之剂调理，随访14个月，病情稳定。

〖按语〗本病具有虚证面广、涉及五脏、重在肾脾的特点。患者中有肾虚、脾虚、气虚、血虚、心虚、肺虚、肝虚者，邪实证亦明显且均有湿阻滞，部分患者有血瘀且血瘀贯穿疾病的全程。病程中还时见肝风内动、浊毒伤血、水凌心肺、毒蔽心包等，显示出五脏精气不足与浊邪瘀阻有余相兼的病机和虚实错杂多变的证候特征。临证要确立正邪兼顾、标本同治、治本当缓、长期治疗之原则，以求带病延年。

本病证多湿浊阻滞，应注意以下几点：①调理脾胃十分重要，调和胃气、忌伤胃气应贯穿辨治全程。对呕恶、不食、尿少者用和胃降逆，若呕止尿通，即有生机。②通腑泄浊只适于体壮邪实者，仅可暂用，过则反伤脾胃而致正气日衰，但若采用直肠给药可避上述弊端并能长期应用。③因虚证蜂起，故补益法必当用之，对病情相对稳定者尤宜。补虚就在肾脾二脏，且宜清补，忌滋腻填塞。④宜阴阳平调，阴中求阳，阳中求阴。⑤久服胶类补药以求补精血、冀治贫血，结果血红蛋白虽有上升但血尿素氮亦随之增高，且恶心呕吐症状加重，说明呆补于病无益。⑥补法在吐逆证剧时不宜使用，应待呕恶缓解后用之。⑦对尿少水肿，用温阳利水法，可收暂效，但远效不明显，且易致恶心呕吐症状加剧、血尿素氮上升。从水病及血、血水同病论治，用活血化瘀法可以收效。⑧对出血者不可见血就盲目止血，宜辨清是挟热伤络，气虚不摄，肾阴虚、虚火伤络之不同，应分别选择凉血止血、益气摄血、滋阴降火。

病案二

虚劳类病–心脾两虚

王某某，女，17岁。

初诊（2014年11月16日）：主因疲乏倦怠3年就诊。患者3年前无明显诱因出现疲乏倦怠，遂就诊于附近某医院，被诊断为慢性再生性障碍性贫血，服药后上症无明显改善，遂来天水市中医医院就诊。刻下症见：头昏头痛，皮肤瘀点和瘀斑，牙龈出血和鼻出血，月经过多，疲乏倦怠，动则心悸。舌淡，苔薄白，脉沉细。查血常规：白细胞计数$2.9×10^9$/L，血小板计数$46×10^9$/L，血红蛋白96 g/L。

中医诊断：虚劳类病。

中医辨证：心脾两虚，气血两亏，肝肾亏虚。

治法：补气养血，填精补髓。

方药：归脾汤合知柏地黄丸加减。

处方：炙黄芪30 g，当归10 g，党参10 g，红参10 g，炒白术10 g，龙眼肉10 g，枸杞子10 g，知母10 g，黄柏10 g，熟地黄30 g，山萸肉15 g，淫羊藿10 g，龟胶10 g，鹿茸5 g，补骨脂10 g，木香5 g，大枣10 g，炙甘草3 g。5剂，共研末，每次5 g，温开水冲服，1日3次。

二诊（2014年11月22日）：头昏减轻，无头痛，皮肤瘀点和瘀斑、牙龈出血和鼻出血稍减轻，余症同前无明显变化。继以上方5剂，研末，服法、用量同上。

三诊（2014年11月28日）：头昏明显缓解，略感疲乏倦怠，余无明显不适，月经量适中。面色萎黄，唇甲色淡。舌淡，苔白，脉沉细。查血常规示：白细胞计数2.4×10^9/L、血小板计数42×10^9/L、血红蛋白97 g/L。仍以上方5剂，研末，服法、用量同上。

〔按语〕患者3年来疲乏倦怠，其虚可知，虽有头昏头痛之症，当属不荣则痛之机。脾不统血，则出现皮肤瘀点、瘀斑，牙龈和鼻出血，月经过多等血证。结合患者舌淡、苔薄白、脉沉细及动则心悸，辨证为心脾两虚、气血两亏。然而患者病程较长，百病之极，穷必及肾，肝肾精亏，阴虚火旺，迫血妄行，终成虚劳类病。本病病机复杂，虚中有实，治当补虚泄实、调理阴阳。方用归脾汤益气补血、健脾养心，知柏地黄丸填精补髓、滋阴降火。加淫羊藿、枸杞子、龟胶、鹿茸、补骨脂等调补少阴之元阴元阳，彼肾水一足，则水土合德、水火既济。用地黄、知母、黄柏、龟胶、淫羊藿为潜阳丹之意，以靖秘相火、壮水振阳。本病病程较长，制作散剂，以期缓图。

病案三

虚劳类病–肝郁脾虚

李某，女，57岁。

初诊（2023年6月15日）：主因头晕、疲乏倦怠伴双下肢困重8年就诊。刻下症见：头晕头闷头重，心悸胸闷气短，口干口苦，咽干，双眼干涩，右侧腰背部疼痛，四肢关节僵痛，心烦易怒，双下肢困重，疲乏倦怠，纳差，胃脘胀闷，失眠多梦，舌淡红，苔薄黄，脉沉。

中医诊断：虚劳类病。

中医辨证：肝郁脾虚。

治法：疏肝理气，健脾和胃。

方药：柴胡加龙骨牡蛎汤合四君子汤加减。

处方：柴胡10 g，茯苓10 g，姜半夏10 g，党参15 g，麸炒白术10 g，木香5 g，盐杜仲20 g，醋香附10 g，肉桂5 g，益智仁15 g，金樱子30 g，覆盆子30 g，煅龙骨30 g，煅牡蛎30 g，陈皮5 g，炙甘草1.5 g。7剂，水煎，1日1剂，分3次服。

二诊（2023年6月23日）：服药7日后复诊，头晕头闷头重较前稍缓解，胸闷心悸气短稍有缓解，余症如前。在初诊方的基础上加减：柴胡10 g，姜半夏5 g，党参15 g，麸炒白术10 g，木香5 g，盐杜仲20 g，五加皮10 g，煅龙骨30 g，煅牡蛎30 g，独活10 g，炒酸枣仁10 g，茯苓30 g，陈皮5 g。7剂，水煎，1日1

剂，分3次服。

三诊（2023年6月30日）：服药7日后复诊，诉诸症减轻，仍有失眠多梦，在二诊方的基础上减木香、盐杜仲、醋香附、益智仁、覆盆子，加用养心益肝安神之酸枣仁，行气开郁之川芎；诉大便干，予生白术、生白芍、麸炒枳实以理气润肠通便。加减如下：柴胡10 g，陈皮5 g，姜半夏5 g，党参15 g，生白术30 g，盐杜仲20 g，五加皮10 g，煅龙骨30 g，煅牡蛎30 g，独活10 g，炒酸枣仁10 g，茯苓20 g，川芎15 g，生白芍30 g，麸炒枳实15 g。7剂，水煎，1日1剂，分3次服。

7日后随访，患者诸症减轻。

【按语】患者久病，肝气郁结，横乘脾土，脾失健运，气血生化乏源，清窍失养，则见头晕头闷头重及双眼干涩；中焦气机升降失司，则见心悸胸闷气短、纳差、胃脘部胀闷；肝郁脾虚，疏泄失职，运化失司，水湿停聚，则见双下肢困重、疲乏倦怠、口干口苦；肝失条达，则见右侧腰背部疼痛、四肢关节僵痛、心烦易怒、失眠。四君子汤出自宋代《太平惠民和剂局方》，由人参、白术、茯苓、甘草四味中药组成，具有益气健脾之功效，其中人参为君药，大补元气，健脾养胃；白术为臣药，健脾燥湿，助人参益气健脾；茯苓为佐药，健脾祛湿，与人参、白术相伍，加强健脾；甘草为使药，益气和中，调和诸药。四药相配，共奏益气健脾之效。该患者久病肝气郁结，心烦易怒，失眠多梦，方选柴胡加龙骨牡蛎汤。该方剂出自《伤寒论》，功用和解少阳、通阳泻热、重镇安神。细观患者下肢困重、倦怠乏力、脉沉，兼有肾虚，加杜仲、肉桂、益智仁、金樱子、覆盆子益肾固精。该病病机复杂，久病气虚为本，肝郁脾虚，兼夹肾虚，运用上方，切中病机，故能获效。

第五节　五官病证

一、视瞻昏渺医案

病案一

视瞻昏渺–肝血不足

杨某，女，65岁。

初诊（2014年7月11日）：主因右眼视力模糊5月就诊。5月前出现右眼视力模糊，曾在西安某医院被诊断为右眼黄斑变性，伴有双眼干涩。舌淡红，苔薄黄，脉沉缓。

中医诊断：视瞻昏渺。

中医辨证：肝血不足，脾虚肝郁。

治法：健脾疏肝，佐以养肝明目。

方药：丹栀逍遥散加减。

处方：牡丹皮5g，炒栀子5g，柴胡15g，炒白术10g，炒白芍10g，当归10g，茯苓10g，生甘草5g，川芎10g，薄荷10g，生姜10g，枸杞子10g，菊花10g。5剂，水煎，1日1剂，分2次服。

二诊（2014年7月16日）：药后双眼干涩有所减轻，效不更方，再服上方5剂。

其后患者前后共服用20余剂，右眼视力明显恢复。

〖按语〗本病多因气血失调、精气不能上荣于目所致，是以自觉视力下降、视物昏蒙不清而外观眼无异常为主要表现的白内障类疾病。中医认为，肝藏血，主疏泄，喜条达，其经脉布于胸胁，连通目络，到达头巅；脾主运化，为生化气血之源。结合本患者舌脉象，辨证为肝血不足、肝郁脾虚证，故治疗重在疏肝解郁、理气健脾，选用丹栀逍遥散加减，以疏肝解郁、健脾和营。方中重用柴胡疏肝解郁，使肝气条达、气行郁解；炒白芍、当归养血柔肝；木郁则土衰，肝病易于传脾，故以白术、茯苓、甘草健脾益气，实土以抑木；再以薄荷疏散郁遏，生姜辛散达郁，牡丹皮、炒栀子清肝郁之伏火；加川芎活血行气，枸杞子益精明目，菊花清肝明目。此方配伍得当，随证加减，疗效显著。

病案二

视瞻昏渺–肝郁脾虚

刘某，男，68岁。

初诊（2012年3月1日）：主因双眼视力下降20天就诊。患者20天前突然出现双眼视力急剧下降，兼有右腰腹刺痛、双腿膝麻木。在某医院被诊断为双眼黄斑变性。舌暗红，苔白，脉沉细。

中医诊断：视瞻昏渺。

中医辨证：肝郁脾虚，瘀血阻络。

治法：疏肝健脾，活血化瘀。

方药：逍遥散加减。

处方：当归10 g，白芍20 g，川芎10 g，柴胡10 g，鸡血藤30 g，炒白术10 g，茯苓10 g，薄荷5 g，牡丹皮10 g，栀子10 g，生姜10 g，桃仁5 g，红花5 g，炙甘草5 g。5剂，水煎，1日1剂，分2次服。

二诊（2012年3月7日）：药后视力有所上升，可看清电视，右腰腹刺痛、双腿双膝麻木减轻，仍眼花、夜间失眠、入睡困难、心烦易怒伴干呕。在上方基础上将生姜减为3 g，加竹茹5 g、代赭石（先煎）20 g、姜半夏10 g，以降逆止呕；秦艽10 g、焦杜仲10 g，以补肝肾、强筋骨；合欢皮10 g，以疏肝解郁。

先后服药25剂后，视力显著恢复。

〔按语〕黄斑变性通常是高龄退化的自然结果，随着年龄增加，视网膜退化、变薄，引起黄斑功能下降。有10%的黄斑变性患者，其给视网膜供应营养的微血管会出现渗漏，甚至形成疤痕，新生的不正常血管亦很常见，血管渗漏的液体会破坏黄斑，引起视物变形、视力下降，过密的疤痕致中心视力显著下降，影响生活质量，甚至失明变盲。目前对于黄斑变性的有效治疗方法并不多。

本病相当于祖国医学中的"视瞻昏渺"，其见于《证治准绳》，因气血失调、精气不能上荣于目所致，是一种自觉视力下降、视物昏蒙不清而外眼无异为主要表现的白内障类疾病。《审视瑶函》云："久病生郁，郁久生病。"中医认为，肝藏血，主疏泄，喜条达，其经脉布于胸胁，连通目络，到达头巅；脾主运化，为生化气血之源。两脏木土相克，互相影响。若情志不舒，则肝失条达，营血损耗，肝气郁结，肝血不足；肝郁则克脾，使脾失健运，气血来源减少，不能濡养肝体，从而形成肝郁血虚、脾失健运的局面。

劳思伤神致肝郁不舒、血行不畅、神光失涵，因而目昏视惑。故治疗重在疏肝理气解郁，以逍遥散为基础方加减，以疏肝解郁、健脾和营。方中重用柴胡疏肝解郁，使肝气条达、气行郁解；白芍、当归养血柔肝；木郁则土衰，肝病易于传脾，故以白术、茯苓、甘草健脾益气，非但实土且抑木，并使营血生化有源；再加少量薄荷疏散郁遏，生姜辛散达郁，丹皮、栀子清肝郁之伏火。此方深合《素问·藏气法时论》所载"肝苦急，急食甘以缓之""脾欲缓，急食甘以缓之""肝欲散，急食辛以散之"之旨，可使肝郁得疏、血虚得养、脾弱得调，再随证加减养肝明目、活血化瘀之品，则气血调和，精血充足，目得所养，睛明自复。

二、口疮医案

口疮-肺脾积热

吴某某，男，47岁。

初诊（2023年6月25日）：主因舌尖灼热疼痛3年、咳嗽1月、胃脘胀满6天就诊。诉3年前出现舌尖灼热疼痛，进食时疼痛不明显，平时灼热疼痛、大汗淋漓、口干口苦，在多家医院被诊断为口腔溃疡。1月前出现干咳发热症状，住院被诊断为病毒性肺炎，治疗后发热症状好转，但仍咳嗽。6天前进食生冷后出现胃脘胀满，头昏闷重，口干舌燥，舌尖灼热疼痛，气道如烟熏呛，疲乏倦怠。舌尖部可见一白色溃疡，大小0.5 cm×0.3 cm，周围红肿。舌质红，苔少，脉弦。

中医诊断：口疮。

中医辨证：肺脾积热。

治法：清热泻火。

方药：栀子豉汤加减。

处方：黄连片5 g，酒黄芩10 g，甘草3 g，天花粉20 g，生地炭10 g，玄参10 g，盐知母10 g，焦栀子10 g，淡豆豉10 g，柴胡20 g，生石膏30 g，蜜南五味子10 g，升麻10 g，红景天6 g。7剂，水煎，1日1剂，分3次服。药后症状明显好转。

〖按语〗《黄帝内经》提到，脾通于口、脾主口、脾开窍于口，心通于舌。《诸病源候论·口舌门》中描述："手少阴，心之经也，心气通于舌；足太阴，脾之经也，脾气通于口，脏腑热盛，热乘心脾，气冲于口与舌，故令口舌生疮也。"脾胃中焦是沟通上下之枢纽，脾胃升降有序是五脏运转平衡的基础，口唇乃胃纳脾运的第一门户，故口与脾胃也存在密切的联系。结合本案例，患者饮食不节、情志不调等多重原因导致化热生火，侵及脾胃，循经向上，引发口疮；加之外感风热，风热邪气经口鼻侵及脾胃，热毒之邪更盛，则口疮加重，故以清泻胃火、理脾、调畅脾胃气机为治疗要点。黄连、黄芩、栀子、生石膏泻脾胃积热，其中黄连擅治胸中、心下实热，可泻心火及清中焦湿浊、调节脾胃升降；黄芩清上焦肺火，擅长调理气机不畅，药性趋下，有"下气"之功；栀子清泻三焦之火；生石膏善清肺胃之热。胃热则阴血必伤，故选生地炭清热凉血，因其既可泄血热，又可养阴生津，使津液注之于脉、化以为血；玄参归肺、胃、肾经，具有清热凉血、滋阴降火的功效；天花粉归肺、胃经，清热泻火、生津止渴；盐知母为滋阴济水之药，能清热泻火、生津润燥，前人谓"内热火盛之证，惟此可以清之"；升麻清热解毒，升而能散，可宣达郁遏之伏火；淡豆豉辛散轻浮，宣散郁热；柴胡疏风散热，有"火郁发之"之意，与黄连配伍，则泻火而无凉遏之弊，散火而无升焰之虞。甘草泻火和中；五味子不仅善于益气生津、止渴，又善于收敛固涩，防治发散太过，亦可补肾宁心安神；红景天益气活血、通脉平喘。全方清泻与升发并用，共奏清泻肺脾积热之功，且兼顾脾胃，使清阳得升、伏火得降。

三、失音医案

病案一

失音 - 阴虚痰凝

尤某，男，55岁。

初诊（2002年8月6日）：主因声嘶2月就诊。患者诉声嘶伴咽干，咽部如有物梗阻，讲话多时声嘶加重，甚则失音，经耳鼻喉科诊断为声带小结伴声带肥厚。刻下症见：声嘶，咽干，夜眠不宁，舌质红，苔少，脉细数。检查：咽部充血，咽喉后壁滤泡增大。

中医诊断：失音。

中医辨证：毒邪侵袭声门、脉络受阻，致阴虚痰凝、气滞血瘀。

治法：养阴化痰，活血解毒，软坚散结。

方药：自拟"利咽方"加减。

处方：玄参30 g，麦冬30 g，浙贝10 g，山甲10 g，皂刺10 g，白花蛇舌草30 g，半边莲30 g，连翘30 g，青果10 g，诃子10 g，僵蚕10 g，蜈蚣4条，红花10 g，桃仁10 g，木蝴蝶10 g，牡蛎10 g，水蛭10 g，三棱10 g，莪术10 g。20剂，前10剂，水煎，每日1剂，分早晚温服；后10剂制成散剂，每次服9 g，每日2次，分早晚温开水冲服。

二诊（2002年9月27日）：药后患者症状消失，经耳鼻喉科复诊检查，声带小结消失，声带闭合良好，随访至今未发。

〖按语〗本病属西医声带小结伴声带肥厚，患者以此病就诊，病程多已较长，系毒邪侵袭声门，脉络受阻，久则致阴虚痰凝、气滞血瘀。治以养阴化痰、活血解毒、软坚散结为主，方选自拟"利咽方"，其中玄参解毒散结，浙贝化痰解毒散结，牡蛎软坚散结，三者合用，其化痰软坚散结之力更佳；山甲性善走窜，善于行气散结消肿、活血化瘀，与皂刺合用，消散透脓、溃坚力增强，可腐去新生；桃仁、红花、水蛭、三棱、莪术活血化瘀；连翘、白花蛇舌草、半边莲清热解毒；青果、木蝴蝶、诃子清热润肺、利咽开音。久病入络，故加僵蚕、蜈蚣通络。以上诸药合用，共奏养阴化痰、活血解毒、软坚散结之功。

病案二

失音-风热侵袭

黑某，男，45岁。

初诊（1998年10月28日）：主因声嘶1年余就诊。患者诉始因感冒致咽痛，日久渐致声嘶。经耳鼻喉科确诊为声带息肉。刻下症见：声嘶，咽干，舌尖红，边有瘀斑，脉细数。检查：咽喉后壁充血，滤泡增大。

中医诊断：失音。

中医辨证：外感风热侵袭声门，致阴虚痰凝、气滞血瘀。

治法：行气活血化痰，软坚散结。

方药：自拟"利咽方"加减。

处方：玄参10 g，桔梗10 g，白花蛇舌草30 g，皂刺10 g，山甲10 g，射干10 g，浙贝10 g，桃仁10 g，红花10 g，归尾10 g，木蝴蝶10 g，蝉衣6 g，莪术10 g，海藻10 g，昆布10 g，胖大海5 g，甘草5 g。28剂，前8剂，水煎，每日1剂，分早晚温服；后20剂，做成散剂，每次服9 g，每日2次，分早晚温开水冲服。

药后患者声嘶消失，喉镜检查：息肉消失，声带闭合良好，随访至今未发。

〔按语〕本病属西医慢性喉炎中的增生型，西医治疗除急性期外，抗生素治疗效果不佳，声带息肉多采取手术摘除疗法，对某些惧怕手术的患者来说，中医辨证治疗成为一种可行的手段。中医认为，声音出于肺而根于肾，肺主气，脾为气之源，肾为气之本，肾精充沛，肺脾气旺则声音清亮。反之，肺、脾、肾虚损，则有声喑之症，此为本虚。外感风热、毒邪侵袭声门、脉络受阻，引起气滞、血瘀、痰凝，此为标实。患者以此病就诊，病程多已较长，故以解毒化瘀、活血散结治标为主，用自拟"利咽方"治疗。其中玄参解毒散结，《中华临床中药学》云："玄参苦咸微寒，清热解毒，化痰散结，用以治疗痰火郁结之症。"其与浙贝、海藻、昆布同用，化痰软坚散结更佳；山甲性善走窜，善于行气散结清肿、活血化瘀，与皂刺合用，消散透脓、溃坚力增强，可腐去新生；桃仁、红花、莪术活血化瘀；白花蛇舌草清热解毒；胖大海、桔梗、射干、木蝴蝶清热润肺、利咽开音。以上诸药共奏活血化痰、解毒散结之功。

第六节 妇科病证

一、绝经前后诸症医案

绝经前后诸症–阴阳两虚

张某，女，45岁。

初诊（2014年9月2日）：主因烘热汗出伴心烦10天就诊。患者诉10天前无明显诱因出现烘热汗出，心烦易怒，情绪不宁，每于下午症状明显。舌红，苔白厚，脉弦细略数。

中医诊断：绝经前后诸症。

中医辨证：阴阳两虚，虚火上炎。

治法：补肾精，清相火。

方药：二仙汤加减。

处方：仙茅10 g，仙灵脾10 g，当归5 g，巴戟天5 g，知母5 g，黄柏5 g，合欢皮10 g，白薇10 g，地骨皮10 g，龙齿（先煎）15 g，炒车前子10 g，赤芍10 g，香附10 g。5剂，水煎，1日1剂，分3次服。

〖按语〗绝经前后诸症因天癸渐竭，冲任虚损，阴阳失去平衡，脏腑气血功能失调所致。患者为中年女性，以烘热汗出伴心烦10天为主诉就诊，每于下午症状明显，舌红，苔白厚，脉弦细略数。辨证为肾阴不足，肾阳渐虚，肾气日亏，天癸渐竭，阴损及阳，以致阴阳两虚，诸症错杂并见，出现一系列证候。阴精虚少于下，肝肾不足，水不涵木，肝阳偏亢，出现烘热汗出；肾水亏于下，不能上济心火，心阳独亢，则见心烦；肾阴阳俱虚，气血生化乏源，冲任失调，可见月经紊乱；舌红、苔白厚、脉弦细略数乃是虚火上炎之象。综上所述，病机当属阴阳两虚、虚火上炎，治当以补肾精、清相火为法，方选二仙汤加减。二仙汤功善调理冲任，既温肾阳又滋补肾阴、泻肾火，为调肾效方，适用于阴阳俱虚而又有虚火上炎的证候。滋阴药和温阳药同用可调和肾脏的阴阳平衡，另外也可以养血疏肝。方中仙茅有"善补命门而兴阳道"之称，具有温肾壮阳、驱寒除湿、强筋骨之功效；仙灵脾温而不燥，为燮理阴阳之佳品，具有补肾壮阳、祛风除湿之功效；巴戟天补肾助阳、强筋骨，三者均可温肾阳。朱丹溪称"黄柏走至阴，有泻火补阴之功"；知母佐黄柏滋阴降火，有金水相生之义，两者共泻相火且益阴，合用使全方在助肾阳的同时能够制约补阳药的温燥之性，防止补阳化热。当归乃妇科补血之圣药，温润养血而调冲任；赤芍清热凉血、散瘀止痛；香附疏肝解郁、理气宽中、调经止痛，三者配伍共奏理气解郁、活血止痛之功效，可使气血通调。合欢皮交通心肾、宁心疏肝；地骨皮既走里又走表，为表里上下皆治之药，具有清热退蒸、清热滋阴之功效；白薇清热凉血，与地骨皮配伍，滋阴清热力增。龙齿质重，清热除烦、镇静安神；车前子清热利尿通淋。全方清补兼施，温肾阳，滋肾阴，补肾精，泄相火，调理冲任，使患者气血调和，阴平阳秘，气机通畅，充分体现了"阴中求阳""阳中求阴""温而不燥""刚柔相济"的中医理论，取得了较好的治疗效果。

二、产后发热医案

产后发热-少阳、阳明合病

陈某，女，32岁。

初诊（1993年6月11日）：主因产后发热23天就诊。患者于5月19日生产后即感发热，测体温38 ℃，其家人多为医生，初用青霉素、氨苄青霉素、柴胡注射液及地塞米松等无效，继服中药银翘散、生化汤加减亦无效。20天来体温一直在38～39 ℃之间，在某医院查血、尿常规，红细胞沉降率、血细菌培养、肥达氏及外裴氏试验均未见异常结果。渐致身体虚弱，精神焦虑，亦令家人担心不已。望之形瘦，面色不华，虽值初夏天热，而身着毛衣，知其恶寒，询之果然。但谓其恶寒发热交替而作，热多寒少，心烦，汗出，口渴思饮，不欲食，头微昏痛，疲乏无力，乳少不胀，小腹不痛，恶露似净，大便略干，小便如常。舌质红，苔薄白，脉浮弦有力。

中医诊断：产后发热。

中医辨证：新产体虚，复感风寒，失于表散，入里化热。证属少阳、阳明合病。

治法：和解少阳，清泄阳明。

方药：小柴胡汤合白虎汤加减。

处方：柴胡9 g，黄芩9 g，元参19 g，生地黄9 g，知母6 g，生石膏 9 g，葛根 6 g，青蒿 6 g，当归 4.5 g，白芍 6 g，甘草 3 g，生姜 3 片，大枣 3 枚。2 剂，水煎，每日 1 剂，分 2 次服。2 剂药尽，脉静身凉，病即愈。

〖按语〗本患者为新产后发热，久治不愈。证辨为少阳、阳明合病，投以小柴胡汤和解少阳。方中用元参易人参，加生地黄、当归、白芍，以凉血养阴滋液；青蒿清香苦寒，疏少阳之邪。虽产后久病，且因热甚烦渴，但无大汗，脉洪大尚有力，故加用白虎汤以清泄阳明，剂量宜略轻以免苦寒伤正。药症合拍，二剂令缠绵之发热告瘥。

三、不孕并白崩医案

不孕并白崩–肾精亏虚

张某，女，28 岁。

初诊（1993 年 12 月 5 日）：诉结婚 2 年余未孕，曾于婚后半年流产一次，此后 2 年夫妻虽同居且未避孕但再未受孕。刻下症见：月经尚调，询问带下情况，则赧颜不语，久之才告知：两年来每当清晨或午睡后起床时，即从阴道流出大量稀薄似水之透明而无气味黏液，伴腰酸乏力。舌淡，苔薄白，脉沉细。

中医诊断：不孕、白崩。

中医辨证：房劳过度，肾虚封藏失司，任带二脉不固，故带多如崩而不孕。

治法：补肾固精。

方药：五子衍宗丸合济生固精方加减。

处方：菟丝子 60 g，车前子 4.5 g，覆盆子 60 g，枸杞子 60 g，五味子4.5 g，韭菜籽4.5 g，桑螵蛸60 g，煅龙骨60 g，煅牡蛎60 g，茯苓60 g，赤石脂30 g，海螵蛸60 g，山药60 g，鹿角霜4.5 g，淫羊藿30 g。取1剂，共碾为细末过筛，装瓶，密封备用。每日服2次，每次服4.5 g，空腹温开水送服。此药服后未及半月，白崩即愈。1个月后经水未讯，至50天时，查尿妊娠试验阳性，遂停药。后顺产一男婴，母子均健。

〖按语〗女子不孕一症，有肾虚、血虚、痰湿、肝郁、湿热之不同。"求子之道，必先调经"，故不孕症之治疗以调经为主。然此案患者月经调和，显非调经所能治，但其带下量多如崩，无疑此为白崩所致不孕。白崩者，阴道不时流出白色如米泔样或透明样黏液，量多如崩状，临床常以老年或中年妇女多见。多因劳伤过度或年高体弱，脾肾阳虚，任带二脉失约，或湿热毒邪流注带脉，带脉不固所致。然白崩导致不孕者，临床尚属少见。本例患者究其原因，乃房劳过度，肾虚封藏失司，任带二脉不固，故带多如崩而不孕。治宜补肾固精，选五子衍宗丸合济生固精方加减。用五子衍宗丸（菟丝子、车前子、覆盆子、枸杞子、五味子）平补肾气与肾精；用济生固精方（菟丝子、韭菜籽、五味子、桑螵蛸、茯苓、白石脂，因无白石脂，故以赤石脂代之）补肾涩精止带；加海螵蛸、山药、鹿角霜、淫羊藿等以助上方益肾涩精、止带之功。盖肾虚精亏得补、封藏得司、任带二脉得固，故白崩、不孕乃瘥。

第七节 儿科病证

一、口舌痰包医案

口舌痰包-热毒挟痰

患儿赵某，女，9岁。

初诊（1990年7月25日）：主因舌下牵痛近1月就诊。曾到某医院五官科检查，被诊断为舌下腺囊肿。医言需手术摘除，但因患儿年幼，建议赴兰州诊治。遂赴兰州某医院就诊，被确诊为舌下腺囊肿，仍需手术治疗，因恐幼儿配合不佳，乃予以穿刺抽吸，并注以碘酊，嗣后囊肿平复而返家。不料仅过一周，舌下腺囊肿复起如旧，患儿恐惧手术，即试求于先生。刻下症见：右侧舌下青筋突起，如黄豆大，微痛牵掣，甚感不适，舌边尖红，苔白厚，脉弦略数。

中医诊断：口舌痰包。

中医辨证：痰阻舌下络脉而血行不畅所致，证属热毒挟痰。

治法：清热解毒，活血化痰，软坚散结。

方药：海藻玉壶汤加减。

处方：海藻6g，昆布6g，生牡蛎6g，归尾6g，赤芍6g，穿山甲2g，皂角刺4.5g，金银花6g，连翘6g，甘草2g。2剂，水煎，每日1剂，分2次服。

二诊（1990年7月27日）：患儿家长欣喜告之，药后舌下囊肿竟缩小至绿豆大小。小儿及家长十分高兴，要求续服中药治疗。先后以上方加夏枯草、浙贝母、莪术等，共服药12剂而愈。一年后随访，再未复发。

〖按语〗此病为舌下腺囊肿，属中医学"口舌痰包"病，证属热毒挟痰，瘀阻舌下络脉而血行不畅所致。治宜清热解毒，活血化痰，软坚散结。方选《外科正宗》中的海藻玉壶汤，原方本为主治瘿瘤初起，或肿或硬，或赤或不赤，但未破者，因其有化痰软坚、理气散结、滋阴泻火的功效，故用以治疗本病。方中金银花、连翘、甘草清热解毒；归尾、赤芍活血化瘀；海藻、昆布、皂角刺、生牡蛎、莪术软坚散结；夏枯草、浙贝母既能清热解毒，又能软坚散结；海藻与甘草虽属"反药"，但本方使用时，甘草与海藻比例应小于1:2，这样不但无副作用，而且还可增强疗效。另外嘱咐患者：服药期间，先断厚味荤腥，次宜调畅情志。诸药合用，相得益彰，取得良效。

二、小儿咳嗽医案

小儿咳嗽–外感风热

张某，女，5岁。

初诊（1998年12月5日）：主因咳嗽咳痰10天就诊。患儿10天前感冒，今表证已去，但咳嗽不止，痰多而黏，夜间尤甚，汗出。查体：体温37.8℃，舌质红，苔薄黄，脉浮数。双肺呼吸音粗，右肺上叶可闻及痰鸣音。血常规：白细胞计数11.2×10^9/L，中性粒细胞占72%，淋巴细胞占28%，余正常。

中医诊断：小儿咳嗽。

中医辨证：外感风热，肺热津伤，宣降失司。

治法：敛肺止咳，佐以化痰。

方药：自拟"青石汤"加减。

处方：青黛 3 g，石膏 10 g，莱菔子 3 g，银杏 9 g，苏子、天竺黄、瓜蒌、地骨皮、百合、乌梅、木瓜各 6 g，明矾 1.5 g。2剂，水煎，每日 1 剂，分 3 次服。

二诊（1998 年 12 月 8 日）：药后咳嗽渐至，痰液清稀易咳，上方加减，续服 4 剂而愈。

三、小儿厌食医案

小儿厌食–肝胃不和

刘某，男，6 岁。

初诊（1998 年 12 月 26 日）：主因厌食、惊惕 1 年就诊。患儿近 1 年常有厌食，夜卧不安，时有惊惕，喜眨眼，大便干燥。舌苔黄厚而腻，脉象弦滑。

中医诊断：小儿厌食。

中医辨证：脾失健运，肝胃不和，肝热动风。

治法：消食和胃，凉肝镇惊。

方药：自拟"青石汤"加减。

处方：青黛、僵蚕、蝉衣、柴胡、薄荷各 3 g，石膏 9 g，钩藤 10 g，焦山楂、神曲、麦芽、鸡内金各 6 g，朱灯芯 3 寸。3 剂，水煎，1 日 1 剂，分 3 次服。

二诊（1998 年 12 月 30 日）：药后饮食增加，睡眠转佳，惊惕已平，眨眼渐减，上方去朱灯芯，加牡蛎 10 g，续服 5 剂而愈。

四、鼻衄医案

鼻衄-肺胃热盛

倪某，女，6岁。

初诊（1997年7月22日）：家长代诉患儿自入夏以来，每因天热即见左侧鼻孔流血，色红量多，口舌干燥，喜饮，二便正常。曾屡服西药无效。查体：体温37.5℃，舌质红，苔薄，脉细数。血常规未见异常。

中医诊断：鼻衄。

中医辨证：肺胃热盛，迫血妄行。

治法：清泻肺热，凉血止血。

方药：自拟"青石汤"加减。

处方：青黛、赤芍、黄芩各3g，石膏、藕节、丹皮、生地黄各6g，茅根1g，焦山栀2g，荷叶5g。2剂，水煎，每日1剂，分3次服。

二诊（1997年7月25日）：药后鼻出血止，上方加减续服3剂，以善其后。

五、小儿紫癜医案

病案一

小儿紫癜-外邪化热，入营动血

潘某，女，7岁。

初诊（1998年4月10日）：主因腹痛伴双侧臂部及下肢斑丘

疹1天就诊。患儿1周前感冒，经治告愈。昨天哭诉腹痛难忍，经揉按后即止，今晨起后又觉腹痛，且见双侧臀部及下肢出现青紫色斑丘疹，略高出皮肤，轻度瘙痒。饮食可，二便调。查体：舌质红，苔薄黄，脉数有力。淋巴结未见肿大。

中医诊断：小儿紫癜。

中医辨证：外邪化热，入营动血。

治法：宜清热凉血解毒。

方药：自拟"青石汤"加减。

处方：青黛3g，石膏、水牛角（先煎）、连翘各15g，紫草、地骨皮、生地、二花、熟地各10g，三七（冲服）1.5g，鳖甲（先煎）、升麻、山萸肉各6g。2剂，水煎，1日1剂，分3次服。

二诊（1998年4月13日）：见斑点已逐渐消退，腹痛止，上方去二花、连翘、熟地、升麻、山萸肉，加丹参15g、赤芍6g、建曲10g，续服3剂而愈。

〖按语〗青黛始载于《药性论》，性味咸寒，入肝、肺、胃经，能泻肝火、解热毒、凉血散肿，善走血分。现代药理研究表明其具有抗菌作用和一定的保肝作用。石膏性味辛甘大寒，归肺、胃经，能清热泻火、除烦止渴，善走气分。二药相伍，加强了清泻作用，气血同治，相得益彰。由于小儿为纯阳之体，脏腑娇嫩，形体未充，肝常有余，脾常不足，肺、脾、肾三脏最弱，六淫之邪和饮食因素最易致病，且有发病容易、传变迅速的特点。

小儿咳嗽医案中，患儿为外感咳嗽，方中用青黛伍石膏，一则取青黛清泻肺热、消痰止嗽和石膏清泻肺热、生津止渴的作用，二则取青黛归血分之性，以防传变入营。同时，配以天竺黄清热豁痰、清心定惊；明矾燥湿解毒、祛除风痰；莱菔子、苏子、银杏、瓜蒌降气化痰止咳；地骨皮、百合、乌梅养阴润肺、降火安神；木瓜和胃化湿。诸药相伍，效若桴鼓。

小儿厌食医案中，患儿胃纳不佳、脾失健运、肝热动风，此乃脾虚肝郁所致。《药性论》谓青黛："解小儿疳热、消瘦，杀虫。"方用青黛，取其凉肝镇惊作用，配以石膏，相须为用。配僵蚕、蝉衣、钩藤除风定惊，柴胡、薄荷疏肝解郁，焦山楂、神曲、麦芽、鸡内金健胃消食，朱灯芯通利小便、清心安神。

鼻衄医案中，因肺开窍于鼻，故用青黛凉血止血，伍石膏清泻肺热，同时配用丹皮、生地、赤芍、黄芩、茅根、焦山栀、荷叶、藕节清热止血之品，标本兼顾。

本案患儿所得为过敏性紫癜，中医叫"小儿紫癜"，也称"肌衄"，属血证范畴，多为外感六淫所致。用青黛一则清热解毒，二则凉血清斑，同时配用石膏清肺胃热邪；水牛角、紫草、生地清热凉血；加养阴清热药，标本兼顾，以善其后。

病案二

小儿紫癜-热毒蕴结

张某某，女，8岁。

初诊（2014年2月22日）：主因反复全身皮肤紫斑伴牙龈、鼻出血1年就诊。诉1年前无明显诱因出现全身皮肤紫斑，伴牙龈、鼻出血，遂就诊于当地县医院及西京医院，被诊断为特发性血小板减少性紫癜，口服泼尼松等药治疗。药后上症反复加重，病情无明显改善，遂来天水市中医医院就诊。刻下症见：全身皮肤与黏膜出血，下肢皮肤散在紫癜，皮肤外伤或搔抓后易出现紫癜、瘀血点。黏膜出血程度轻重不一，以牙龈、口腔黏膜、鼻黏膜出血为主，小便色黄，时有肉眼血尿。现在口服泼尼松15 mg维持治疗。面如满月红赤，舌边尖红，苔白，脉细数。血常规：血小板计数$46×10^9$/L，白细胞计数$14.8×10^9$/L。

中医诊断：紫癜病。

中医辨证：证属热毒蕴结，迫血妄行，络脉损伤，溢于肌肤，上攻口鼻。

治法：清热解毒，凉血散血。

方药：犀角地黄汤加减。

处方：生地黄20 g，牡丹皮10 g，水牛角（先煎）10 g，知母5 g，黄柏5 g，紫草10 g，槐米10 g，白花蛇舌草10 g，连翘10 g，白茅根20 g。7剂，水煎，1日1剂，分3次服。

二诊（2014年3月2日）：药后皮肤紫癜稍减，伴头发脱落，余症同前无明显变化。久病及肾，尊上法加益肾之法治疗，上方去白茅根、白花蛇舌草，改水牛角为20 g，加玄参10 g、青黛2.5 g、墨旱莲10 g、淫羊藿10 g、鸡血藤10 g。7剂，水煎，1日1剂，分3次服。

三诊（2014年3月10日）：仍有颈部皮肤紫癜新发，脱发。舌边尖红，苔白，脉细数。复查血常规：血小板计数$41×10^9$/L，白细胞计数$12.09×10^9$/L。二诊方知母改为10 g，另加白茅根15 g、桑叶10 g。7剂，水煎，1日1剂，分3次服。

四诊（2014年3月18日）：病情稳定，纳差，三诊方去玄参、桑叶，生地黄改为生地炭10g，另加建曲10g。7剂，水煎，1日1剂，分3次服。

五诊（2014年3月31日）：原有皮肤紫癜续减，仍有少量点片状紫癜新作，牙龈出血，脱发。舌边尖红，苔白，脉细数。泼尼松减为10mg/日。复查血常规：血小板计数$61×10^9$/L，白细胞计数$10.33×10^9$/L。四诊方生地炭改为生地黄10g，连翘减为5g，去紫草、槐米，另加炒麦芽10g、小蓟10g、女贞子10g、藕节炭5g。6剂，水煎，1日1剂，分3次服。

六诊（2014年4月9日）：新发皮肤紫癜减少，脱发减少。舌红，苔薄白，脉细数。口唇绛红，面红减轻，颈部皮肤可见散在点状紫癜。处方：生地黄20g，牡丹皮10g，水牛角（先煎）20g，知母5g，黄柏5g，炒麦芽10g，女贞子10g，墨旱莲10g，连翘5g，白茅根15g，升麻10g，仙鹤草20g，山萸肉5g，赤芍10g，淫羊藿10g，鸡血藤10g。9剂，水煎，1日1剂，分3次服。

患儿经上述治疗后复查血小板计数在$40×10^9$/L～$65×10^9$/L之间。泼尼松逐渐减量至完全停服，继续服中药汤剂及散剂加减以巩固疗效。

〖按语〗患儿全身皮肤与黏膜出血，下肢皮肤散在紫癜，时有肉眼血尿，结合舌边尖红、脉细数，可辨证为热入血分。皮肤之瘀血点，乃血分热毒成瘀所致。方用犀角地黄汤清热解毒、凉血散瘀；加知母、黄柏以清相火、断血分热毒之源；紫草、槐米、白茅根解血分热毒，兼以通窍，给热邪以出路；白花蛇舌草、连翘清热解毒。二诊时出现头发脱落，盖因久服激素导致阴虚阳浮，故去白茅根、白花蛇舌草，加大水牛角为凉血之用，另加玄参清虚热并养液。青黛为治疗小儿热证之要药，具有清热定惊之功，在此案中用以清热解毒。墨旱莲止血养阴，加小量淫羊藿以"阳中求阴"也；鸡血藤养血通络。三诊时加大知母用量以靖相火，复加白茅根以清热凉血，加桑叶者，盖因患儿颈部出血，表明其热在上，故以此用"火郁发之"之义。四诊患儿出现纳差，说明胃气已伤，故去玄参、桑叶，改用生地炭以防生地黄之碍胃，加建曲以健脾开胃。五诊后守此方为主方加减治疗而愈。

六、风疹医案

风疹-热毒内蕴

贾某，女，6岁。

初诊（2014年12月6日）：主因交替性面部皮肤红疹1周就诊。患儿1周前无明显诱因出现面部皮肤红疹，伴有瘙痒，无渗液。胃纳可，睡眠可，二便正常。观其舌质淡红，苔薄白，脉沉略数。血常规：淋巴细胞占60%。

中医诊断：风疹。

中医辨证：热毒内蕴，外感风邪。

治法：凉血清热，祛风止痒。

方药：四物汤加味。

处方：生地黄10 g，当归5 g，川芎5 g，赤芍10 g，金银花10 g，连翘5 g，地肤子10 g，白鲜皮10 g，紫草5 g。3剂，水煎，1日1剂，分3次服。药后上症消失。

〖按语〗《诸病源候论》中提到风疹的产生分为内因和外因，

内因为腠理虚且脏腑有热，外因为风湿邪气侵犯肌肤致使邪毒结聚、气血凝滞，正如"小儿五脏有热，熏发皮肤，外为风湿所折，湿热相搏，身体发疮……故谓之浸淫疮也"。本案中，患儿正处于生长发育的旺盛阶段，为纯阳之体，阳常有余，因过度喂养而滋生内热，邪气侵犯时更易从热化，如《小儿卫生总微论方》有云："小儿生浸淫疮者，由腑有热，熏发皮肤，复为风湿相持，搏于血气。"风为阳邪，为百病之长，其性轻扬开泄，善行数变，常与热结；另小儿稚阴稚阳，先天禀赋不足，气血未盛，腠理疏松，加之感受风邪，病程日久，血虚风燥，故患儿皮肤常发交替性红斑，瘙痒剧烈，舌淡红，苔薄白，脉沉略数。综上，本病病机为热毒内蕴、血虚风燥，治以凉血清热、祛风止痒，方选四物汤加味，体现了"治风先治血，血行风自灭"的思想。方中当归甘温质润，长于补血，为补血之圣药；生地黄甘寒质润，清热滋阴养血，《神农本草经百种录》载生地黄"专于补血，血补则阴气得和，而无枯燥拘牵之疾矣"；赤芍苦微寒，归肝经，可清热凉血、散瘀止痛；川芎辛温走窜，为血中之气药，可行血中气滞。以上四药合用，能推动血液在脉络的运行，使血液滋养全身，使邪外出，共奏养血润燥、营养濡润全身肌肤之功。银花、连翘清气分热、透热外出，佐以甘寒质润之生地黄以防血热伤阴之患；紫草化瘀清热，四药合用，清卫气营血诸分之热，透热、养阴、散瘀并重，固护阴血。地肤子、白鲜皮清热解毒、利湿止痒。全方配伍得当，凉血清热不留瘀，疏风散邪不伤正，标本兼顾，攻补同施，共奏凉血清热、养血和血、祛风止痒之功效。

第八节　杂病证

一、脱发医案

脱发-肾阴不足

安某某，女，28岁。

初诊（2014年9月27日）：主因脱发3年、口舌生疮1月就诊。患者诉3年前无明显诱因出现脱发明显，于当地诊所及医院就诊，收效甚微。1月前见口舌生疮，伴口干口苦、夜间脚底发热、心烦失眠，故来就诊。舌淡红，苔黄，脉弦略数。

中医诊断：脱发。

中医辨证：肾阴不足，虚火上炎。

治法：滋阴降火。

方药：二至丸加减。

处方：女贞子10 g，墨旱莲10 g，桑葚子10 g，黑芝麻15 g，制何首乌10 g，熟地黄10 g，丹参20 g，枸杞子15 g，茯神10 g，酸枣仁5 g，青黛3 g，地骨皮10 g。7剂，水煎，1日1剂，分3次服。

二诊（2014年10月7日）：口舌生疮、夜间脚底发热消失，余症仍在。处方：女贞子10 g，墨旱莲10 g，桑葚子10 g，黑芝麻15 g，制何首乌15 g，枸杞子15 g，茯苓5 g，酸枣仁10 g，炒白术10 g，人参叶15 g。7剂，水煎，1日1剂，分3次服。

〖按语〗中医认为头发的生长与脱落、柔润与黄枯，与肝血肾精的盛衰有着密切的关系。肾为先天之本，主藏精生髓，髓海充盈、精血旺盛则发得濡养而乌黑润泽、茂密坚固；肝藏血，发为血之余，肝血充盈，疏泄得当，则发得濡养；精虚血少，则头发枯槁脱落。其中，毛发的生长和润泽与肾气的盛衰关系最为密切。《素问·六节藏象论》载"肾者，主蛰，封藏之本，精之处也，其华在发"，《侣山堂类辨》载"肾为水脏，主藏精而化血"，可见精血二者同源一体，相互滋生，一损俱损，共同影响着人体毛发的生长和润泽。本案患者为青年女性，脱发3年，口舌生疮1月，平素工作强度高，生活节奏快，由于精神压力大以及作息失调等导致肝气不疏、情志不遂，从而影响肝贮藏血液功能的正常运作，致肝血不足；日久肾精亏虚，阴血暗耗，见肾精不足、无法充养脏腑，则形体衰退而头发脱落；肾水无以制约心火，致虚火上炎，发为口疮。综上，辨证为肾阴不足、虚火上炎，治法以滋阴降火为主，方选二至丸加减。方中女贞子味甘、微苦，滋补肝肾、乌须明目，墨旱莲味酸、甘，滋肝益肾、凉血止血、固齿乌发，两者同用滋补肝肾而不滋腻，补中有泻。制何首乌性温，《本草求真》谓其"滋水补肾，黑发轻身"，其具有补肝肾、益精血、乌须发、强筋骨之功效。黑芝麻、桑葚子补肝肾、乌须发、养血生津、润肠通便。熟地黄滋补肝肾、填精补髓，是滋阴补血之要药，常被称为"壮水之主，补血之君"；枸杞子滋补肾精、益精养血，二药相须而用，可增强滋补肾阴、生精养血的作用。另熟地黄与女贞子相须配伍以滋阴补血、凉温互制。患者口舌生疮，加青黛清热解毒、凉血消斑；丹参活血通经、除烦清心、凉血消肿；地骨皮清热退蒸、清热滋阴，为表里上下皆治之药，三者合用共奏清热解毒、清心肝火之功。酌加茯神宁心安神、补心阳，酸枣仁养心安神、养肝阴，二者相配，气血同调、阴阳共理。诸药合用，补肾阴、清虚火、疏肝气、安心神。复诊患者诉口舌生疮、脚底夜间发热症状消失，余症仍在。这说明经治疗后，内里虚火已除，肾阴不足仍在，故在初诊方基础上去熟地黄、丹参、青黛、地骨皮等清热凉血之品；睡眠有所改善，故去茯神。患者病程长达3年，病久耗伤气血，故加人参叶、茯苓、炒白术，其中人参叶取"气为血帅"之理，气能生血，补气亦能补血；白术、茯苓取其利水渗湿、健脾益气宁心之效。服用5剂后，至今未复发。

二、腋痈医案

腋痈-热毒痰结

张某某，女，35岁。

初诊（2015年2月3日）：主因双腋下肿块1月余就诊。1月前突发右侧腋窝包块，疼痛不适，无恶寒发热，在天水市第一人民医院被诊断为腋窝皮下脓包，予阿奇霉素和左氧氟沙星（具体剂量不详）静滴21天后红肿减退，仍感包块未消，肿痛不适，为求进一步治疗前来天水市中医医院。查体：舌淡红，苔微黄，脉沉细。右侧腋下可触及2 cm×3 cm肿块，质韧，压痛（-），活动可。左侧可触及1 cm×1 cm肿物，活动可，压痛（-）。辅助检查：天水市人民医院浅表彩超（2015年2月28日）示右侧腋下混合回声肿块，多考虑炎性病变（38 mm×12 mm的肿块）。天水市中医医院血常规、红细胞沉降率未见异常。

中医诊断：腋痈。

中医辨证：初起热毒痰结，瘀阻络脉，血行不畅；其后气虚血瘀，痰热蕴结。

治法：清热解毒，活血化痰，软坚散结。

方药：自拟方。

处方：连翘20 g，天花粉10 g，赤芍10 g，皂刺5 g，山慈菇10 g，夏枯草10 g，当归尾5 g，川芎5 g，浙贝母10 g，猫爪草10 g，柴胡5 g，白芷5 g，生黄芪30 g，生甘草5 g。5剂，水煎，1日1剂，分2次服。

二诊（2015年2月8日）：诉双腋下包块疼痛消失，自觉包块明显变小。当日复查彩超：右侧腋下混合回声肿块，多考虑炎性病变（26 mm×12 mm的肿块）。嘱忌食辛辣刺激，继服上方5剂而愈。

〔按语〕此例患者腋下肿物，系中医学"腋痈"病，为热毒瘀阻络脉、血行不畅所致。治宜清热解毒、活血化痰、软坚散结。方中天花粉、连翘、生甘草清热解毒、消肿排脓；当归尾、赤芍活血化瘀；皂刺、山慈菇、猫爪草软坚散结；夏枯草、浙贝母既能清热解毒，又能软坚散结。病初以热毒为主，病后气虚，故虽舌淡红苔微黄，但脉沉细，为气虚之象，遂以生黄芪益气健脾，柴胡疏肝行气。诸药合用，相得益彰，取得良效。

三、胁痛医案

胁痛–肝经湿热

马某某，女，50岁。

初诊（2015年6月30日）：主因患带状疱疹20天就诊。患者20天前因患带状疱疹后遗留左胁腰部皮肤疼痛，遂就诊于附近卫生院，被诊断为胁痛病，疼痛夜甚，胃脘疼痛，治疗后上症无明显改善，遂来天水市中医医院。刻下症见：左腰胁皮肤疼痛，疼痛夜甚，胃脘疼痛，夜眠差。舌质红，苔黄，脉弦数。

中医诊断：胁痛。

中医辨证：肝经湿热，肝郁气滞，心神不宁。

治法：疏肝理气，通络止痛，除热安神。

方药：四逆散合金铃子散加减。

处方：柴胡15g，炒白芍20g，枳壳10g，延胡索10g，川楝子10g，佛手10g，香附10g，酸枣仁20g，首乌藤20g，大腹皮10g，金钱草30g，黄连5g，肉桂3g，木香5g，佩兰10g，生甘草3g。5剂，水煎，1日1剂，分3次服。

二诊（2015年7月7日）：服药后疼痛减轻，左胁前皮肤仍疼痛，夜眠欠佳。舌红，苔薄黄，脉弦。仍以上法治疗，上方炒白芍改为10g，酸枣仁改为30g，去黄连，另加合欢皮10g。5剂，水煎，1日1剂，分3次服。

【按语】本案患者首患带状疱疹，中医叫"蛇串疮"，观其舌脉，系肝经湿热、循经犯于两胁。20天后疱疹虽愈，然疼痛未消，主要表现为左胁腰部疼痛伴有胃脘痛。此系湿热余邪未清，肝郁气滞，血瘀经络，故疼痛明显；肝气犯胃，胃脘亦痛。治以四逆散透邪解郁、疏肝理脾；合金铃子散疏肝泄热、活血止痛；伍佛手、香附、大腹皮疏肝解郁、行气宽中、和胃止痛；加金钱草、黄连、佩兰健脾除湿，以治疱疹之湿热内蕴；加黄连、肉桂、首乌藤、酸枣仁以安神定志。本案治疗不为"带状疱疹"之病名所拘，而是根据患者症状辨证论治。此外，亦可用四逆散加木香、合欢皮、香附等疏肝理气以止痛；加左金丸、五灵脂等活血以止痛；加黄连、肉桂、酸枣仁、合欢皮、浮小麦等安神定志以止痛。综合止痛，收效甚佳。

四、肺积医案

肺积–气阴两虚兼痰浊阻肺

孟某，女，66岁。

初诊（2023年3月12日）：主因咳嗽、疲乏倦怠伴消瘦1年5个月就诊。刻下症见：咳嗽，偶有咳痰，咳声低微，胸痛气短，夜间汗出，口干，疲乏倦怠，偶有恶心欲吐，烦躁不安，纳差，失眠，小便调，大便干。面色暗黄，体形消瘦，舌淡，苔白，脉细。

中医诊断：肺积。

中医辨证：气阴两虚兼痰浊阻肺。

治法：益气养阴，健脾化痰。

方药：生脉散加减。

处方：人参叶10 g，生黄芪30 g，麦冬30 g，蜜南五味子5 g，蜜百合20 g，桔梗10 g，炒僵蚕10 g，皂角刺10 g，红景天6 g，法半夏10 g，薏苡仁30 g，龙葵30 g，干姜5 g，陈皮5 g，炙甘草6 g。7剂，水煎，1日1剂，分3次服。

二诊（2023年3月20日）：服药7日后，自觉疲乏倦怠稍有好转，余症同前。上方加减如下：人参叶10 g，生黄芪30 g，麦冬30 g，蜜南五味子5 g，蜜百合20 g，桔梗10 g，炒僵蚕10 g，皂角刺10 g，红景天6 g，法半夏10 g，生薏苡仁30 g，龙葵30 g，石见穿3 g，干姜5 g，陈皮5 g，炙甘草6 g。7剂，水煎，1日1剂，分3次服。

三诊（2023年3月27日）：服药7日后再次就诊，自觉仍有间断性咳嗽，胸痛，失眠，烦躁不安，夜间汗出，余症减轻。舌淡，苔薄黄，脉弦。上方加减如下：人参叶10 g，生黄芪30 g，麦冬30 g，蜜南五味子5 g，蜜百合20 g，桔梗10 g，皂角刺10 g，红景天6 g，法半夏10 g，生薏苡仁30 g，龙葵30 g，醋莪术30 g，土茯苓30 g，蜜瓜蒌皮30 g，黄连片3 g，石见穿3 g，五倍子3 g，生姜5 g，炙甘草6 g。7剂，水煎，1日1剂，分3次服。药后诸症减轻。

〔按语〕肺积是由于正气不足，邪气乘虚侵入人体肺中，积聚于局部，影响肺的宣降，导致痰浊瘀阻，日久形成积块的一种病证。患者年老，素患肺积，肺气宣降失司，故见咳嗽、偶有咳痰、恶心欲吐；肺气不足，则见咳声低微、疲乏倦怠；气虚则血行不畅而成瘀，则见胸痛气短。患者久病，耗气伤阴，致气阴两虚，聚湿生痰，久则化热，热扰心神，则见失眠、烦躁不安；瘀热内蕴，则见夜间汗出。"肺与大肠相表里"，肺气不足，大肠传导失司，则见大便干。方选生脉散加减治之，生脉散记载于《医学启源》《丹溪心法》，主要由人参、麦冬、五味子构成，可益气生津、敛阴止汗。加用黄芪、陈皮、甘草健脾益气、固护元气、培土生金；加红景天益气活血、通脉平喘；百合养阴润肺、清心安神；桔梗宣肺，半夏止咳化痰；僵蚕、皂刺、薏苡仁、龙葵化痰散结、解毒消肿；后加行气破血、祛瘀止痛之莪术，解毒祛湿之土茯苓，清热化痰、利气宽胸之瓜蒌皮，清热燥湿之黄连，敛肺降火敛汗之五倍子。全方益气养阴，化痰止咳，清热解毒，化瘀散结，扶正祛邪，契合病机。

五、痹证类病医案

痹证类病-风寒湿证

朱某，女，67岁。

初诊（2014年4月22日）：主因双肩肘、腕、掌、指关节疼痛、僵硬3月就诊。患者诉3月前劳累后出现双肩、腕、掌、指关节疼痛、僵硬，伴有烧灼感，呈游走性，每于受凉天气变化时加重。查体：舌质暗红，苔白略厚，脉沉细。四肢、脊柱无畸形，四肢关节未见肿胀、变形。

中医诊断：痹证类病。

中医辨证：风寒湿证。

治法：祛风散寒，胜湿止痛。

方药：蠲痹汤加减。

处方：细辛10 g，桂枝10 g，白附片（先煎）10 g，羌活5 g，蜂房10 g，海桐皮10 g，制川乌（先煎）10 g，制草乌（先煎）10 g，全蝎（冲服）3 g，鹿衔草30 g，透骨草30 g，海风藤10 g，五加皮10 g，仙茅5 g，炙甘草5 g。4剂，水煎，1日1剂，分3次服。

二诊（2014年5月5日）：症状缓解，效不更方。处方：细辛10 g，桂枝10 g，白附片（先煎）10 g，羌活5 g，蜂房10 g，海桐皮10 g，制川乌（先煎）5 g，制草乌（先煎）5 g，全蝎3 g，鹿衔草30 g，透骨草30 g，海风藤10 g，五加皮10 g，炙甘草5 g。4

剂，水煎，1日1剂，分3次服。

〔按语〕本案是用蠲痹汤加减，以祛风散寒、胜湿止痛法治疗风寒湿痹案。《素问·痹症》所载"风、寒、湿三气杂至，合而为痹也"，对该病的病因病机进行了描述，提示风、寒、湿的侵袭可形成寒湿痹阻型关节炎，其病机为寒湿阻塞经络、关节气血运行不畅。治以祛风、散寒、除湿。黄元御在《金匮悬解》中说："湿寒伤其筋骨，则疼痛不可屈伸。"蠲痹汤出自《医学心悟》，是临床治疗寒湿痹阻型关节炎的经典方剂，方中白附片为君药，具有散寒止痛之功效；羌活祛风胜湿、止痛；川乌、草乌同用，加强祛风湿、温经止痛之功；白附片引药上行，与羌活配伍，不仅燥湿化痰力增强，而且药性易于发挥，共奏燥湿化痰、祛风通络之功；桂枝与白附片相伍，以祛风散寒、通痹止痛；细辛祛风止痛；海桐皮祛风湿、行经络、止疼痛；全蝎通络止痛；炙甘草调和诸药。诸药合用可散寒除湿、温经通络。

民间验方

1. 治中风病之鲜全蝎方

处方：鲜全蝎。

用法：鲜全蝎大者1只、小者2只，捣烂，混入小薄面饼中烙熟后食用，1天1次，连服10天为1疗程，或至有效后停服。

主治：中风病（脑梗死、脑出血），自2009年以来已治愈60余名患者，临床有一定疗效。

来源：天水市秦州区中梁镇。

2. 治失眠方

处方：上好龙眼肉7枚，上等云南新茶3 g。

用法：泡水当茶饮之，每日1剂。

主治：思虑过度或用脑劳心过度致失眠久不愈者，以徐补心脾、安抚心神。

3.治落枕方

处方：葛根10 g，木瓜6 g，当归6 g，羌活5 g，赤芍6 g，桃仁6 g，桂枝5 g，甘草5 g。

用法：1日1剂，水煎，分3次服。

功效：行气活血，祛风止痛。

主治：治落枕项痛不能转侧数日不愈者，亦可用于颈椎病颈项疼痛者。

4.治膝关节骨性关节炎、骨质增生引起的疼痛方

处方：生半夏、生天南星、生川乌、生草乌、生姜各30 g，生乳香、生没药各15 g，蜂蜜、陈醋适量。

用法：以上药物共研细末，每次取60 g，用适量的蜂蜜、陈醋调拌均匀摊于布上外敷膝关节处，1～2小时后取下。1剂药可以使用3天，可以连续使用6～9天。

功效：疏风散寒化痰，活血化瘀止痛。

注：半夏、天南星、川乌、草乌、乳香、没药目前很难找到生药品，临床也可以用炮制过的药品代替。本方自20世纪80年代中期应用于临床，止痛效果显著。

禁忌：皮肤破损者、有皮肤过敏症者不可使用。

5.治痔疮方

处方：金银花10 g，连翘10 g，防风6 g，当归10 g，生甘草6 g，生大黄（后下）6 g，秦艽10 g，路路通10 g，土茯苓15 g，

郁金6 g。

用法：1日1剂，水煎，分2次服。

功效：清热燥湿，解毒疏风，凉血。

主治：痔疮肿胀、出血、疼痛及脱肛等症。

加减：痔疮出血加炒槐米或槐花10 g、炒苍术10 g、地榆炭10 g；内痔脱出或肛门脱垂加升麻10 g、川芎6 g。

6.预防支气管哮喘方

处方：麻黄42 g，杏仁（打碎）42 g，地龙42 g，麦冬42 g，炙甘草42 g，白果（带壳打碎）42 g，川贝母（浙贝母代）42 g，韭菜子42 g，五味子42 g，天冬30 g。

用法：水煎服，于每年三伏（初伏、中伏、末伏）天开始服药，每伏1剂，分3～6次服。

功效：滋阴润肺，补肾温阳，宣肃敛肺，化痰平喘。

注：因为药量偏大，煎熬药液较多，可以因人而异服用。身高体胖者1日1剂，分3次服；身形较小、体重偏瘦者可以2日1剂，分3次服，或者3日1剂，分2次服。于每年三伏天开始服药，1伏1剂，遇到中伏为20天的时候，可以加服1剂。

7.治手癣日久脱皮方

处方：适量粮食酿造的上好陈醋。

用法：每天浸泡洗手2～3次，每次洗后戴一次性手套保湿半小时。

8.治大拇指腱鞘炎方

处方：两块长3 cm左右的薄片磁铁。

用法：将磁铁分别置放于拇指痛处两面，用橡皮筋固定。于每晚临睡前使用，早晨起床后取掉，1～2月即可痊愈。

学术论文

福胃丹治疗慢性胃炎的临床研究

葛健文　窦彩萍

摘要：通过临床和试验研究，观察和探讨福胃丹对慢性胃炎的疗效和对慢性萎缩性胃炎的作用机理及毒性反应。方法：①临床上以福胃丹作治疗组，以温胃舒作对照组。②复制大鼠慢性萎缩性胃炎模型，测定胃酸含量、胃泌素含量、幽门螺杆菌菌落阳性染色面积。③急性毒性试验。结果：临床观察显示，治疗组显效，其治愈率为66.12%，对照组治愈率为40%，两组有显著差异（$P<0.05$），两组总有效率无差异（$P>0.05$）。治疗组在改善临床症状方面与对照组比较差异显著（$P<0.05$）或非常显著（$P<0.01$）。中医辨证疗效显示，治疗组对慢性胃炎/慢性萎缩性胃炎属虚寒（脾气虚）证、气滞证的患者疗效好，对幽门螺杆菌阳性患者有一定治疗作用。试验研究显示，福胃丹对增加胃液游离酸、抑制胃液胆汁酸的作用较温胃舒为好（$P<0.05$），并有抑制幽门螺杆

菌作用，毒性反应低。结果：福胃丹对慢性胃炎有良效。

关键词：福胃丹；慢性胃炎；幽门螺旋杆菌；胃泌素。

慢性胃炎是一种常见病、多发病，属中医胃脘痛、痞满证的范畴。其发病率很高，在我国的发病率为4%～30%，居胃肠道疾病首位。其中慢性萎缩性胃炎因与癌前病变关系密切，并随患者年龄增大其发病率呈上升趋势，对人民健康构成了严重威胁，而中医药则对慢性胃炎有很好的疗效。近年来，我们以脾喜温燥主升、胃喜凉润主降，久病多虚、久病入络等中医脾胃理论为指导，辨证与辨病相结合，将已经临床应用获良效的中药汤剂福胃方改制为水丸剂——福胃丹，收效满意。现将福胃丹临床及试验研究结果报告如下。

1 临床研究

1.1 临床资料

所有病例均来自天水市中医医院门诊及住院的患者，共82例。其中住院患者15例，门诊患者67例，均符合中医胃脘痛、痞满的诊断标准和西医慢性胃炎/慢性萎缩性胃炎的诊断标准。随机分给治疗组62例、对照组20例。治疗组男性35例，女性27例。年龄17～70岁，平均46.74岁。病程最短半月，最长14年，平均3.56年。其中慢性浅表性胃炎31例，伴胆汁反流4例，合并十二指肠炎6例，十二指肠溃疡4例，幽门螺杆菌阳性8例；浅表-萎缩性胃炎/慢性萎缩性胃炎31例，伴胆汁反流6例，十二指肠炎17例，十二指肠球部溃疡4例，返流性食道炎4例，幽门螺杆菌阳性15例。对照组男性13例,女性7例。年龄20～70岁,平均55.45岁。病程最短1月,最长10年,平均3.84年。其中慢性浅表性胃炎11例,伴胆汁反流1例,合并十二指肠球炎3例,十二指肠球部溃疡1例,幽门螺杆菌阳性3例;浅表-萎缩性胃炎/慢性萎缩性胃炎9例,伴胆汁反流2例,合并反流性食道炎2例,十二指肠球炎7例,幽门螺杆菌阳性7例。两组病例临床资料比较无明显差异,具有可比性。

1.2 诊断标准

中医诊断标准:参照卫生部(现卫健委)《中药新药临床研究指导原则》和国家中医药管理局《中医病证诊断疗效标准》。

西医诊断标准:参照《实用内科学》。

1.3 方法

治疗组:口服福胃丹(由党参、甘草、良姜、三七、公英等组成,每袋9 g,由天水市中医医院制剂室生产),其具有健脾温胃、理气和络止痛之功,用法为每次4.5～6 g,每天2～3次。对照组:口服温胃舒,每次10 g,每天3次(合肥中药处理厂生产)。两组均服药1周至1个月为1疗程,可连服1～3疗程。停药后2周复查。试验期间停服其他治疗胃病的药物。

1.4 观察指标

服药前后及服药期间观察患者的胃脘疼痛、胀满、嗳气、疲乏、纳呆少食、喜暖喜按等证候及舌脉象的变化;查胃镜、幽门螺杆菌、血尿粪常规、肝肾功能。

1.5 疗效判定标准

参照卫生部《中药新药临床研究指导原则》和国家中医药管

理局《中医病证诊断疗效标准》胃脘痛、痞满制定。

1.6 统计学处理

所得数据采用均数±标准差（$\bar{x}\pm s$）表示，进行 t 检验；计数资料组间比较用卡方检验。当 $P<0.05$ 时，为有差异。

1.7 结果

1.7.1 两组总疗效比较

两组总有效率经统计学分析无差异（$P>0.05$），但两组治愈显效率分别为66.12%、40%，统计学分析有显著差异（$P<0.05$），两组总疗效比较见表1。

表1 两组总疗效比较

组别	例数	痊愈	显效	有效	无效	总有效率
治疗组	62	22(35.48%)	19(30.65%)[*]	20(30.26%)	1(1.61%)	61(98.36%)[△]
对照组	20	1(5.00%)	7(35.00%)	11(55.00%)	1(5.00%)	19(95.00%)

注：两组愈显率比较[*] $P<0.05$，两组总有效率比较[△] $P>0.05$。

1.7.2 两组中医辨证疗效比较

治疗组和对照组中属胃脘痛者分别为45例和13例，痞满证者分别为17例和7例。临床观察到，福胃丹对中医辨证属虚寒（脾气虚）证（20/62）患者的疗效好，愈显率为66.66%，这相比对照组的愈显率33.33%，两者之间有差异（$P<0.01$）。福胃丹对气滞证（34/62）患者的愈显率为73%，有效率为100%，这与对照组的中医辨证总有效率相比无差异（$P>0.05$）。福胃丹对淤血证两组均疗效较差，有效率分别为50%和0。

1.7.3 两组症状积分变化比较

两组症状积分变化比较结果见表2。评分标准参照《中药新药临床研究指导原则》制定。

表2 两组治疗前后临床症状积分变化比较（$\bar{x}\pm s$）

症状	治疗组		对照组	
	治前	治后	治前	治后
胃脘胀满	2.259±0.578	0.481±0.274※△	2.222±0.565	1.056±0.372
胃脘疼痛	2.291±0.515	0.328±0.214※△△	1.773±0.467	0.841±0.432
纳呆少食	1.800±0.515	0.344±0.287※△	1.583±0.597	0.583±0.530
嗳气	2.138±0.670	0.400±0.366※△	1.950±0.832	0.750±0.456
疲乏	1.886±0.557	0.536±0.403※	1.175±0.450	0.714±0.389
喜暖喜按	1.652±0.487	0.402±0.397※	1.500±0.463	0.625±0.351

注：治疗组治疗前后比较※$P<0.01$，两组治疗后比较△$P<0.05$，△△$P<0.01$。

1.7.4 两组治疗前后幽门螺杆菌变化比较

两组共检测40例，其中治疗组29例，治前幽门螺杆菌阳性26例，占受检者的89.66%；治后复查28例，其中26例幽门螺杆菌阳性者中转阴17例、减轻6例、无变化3例。对照组共11例，治前幽门螺杆菌阳性9例，占受检者的81.82%，治后复查8例幽门螺杆菌阳性者中减轻4例、无变化4例。

1.7.5 安全性及不良反应观察

服药期间患者的血尿粪常规及心肝肾功能均无异常改变。临床上有个别患者服用福胃丹后有口干症状，但不影响继续服药，不需处理或适当多饮水后即可消失。

2 试验研究

2.1 材料

2.1.1 动物

Wistar种大白鼠，雌雄各半，体重200 g±20 g；昆明种小白鼠，雌雄各半，体重18 g±2 g。由兰州医学院（现兰州大学基础医学院）动物室提供，合格证号"医动学14-006"。

2.1.2 药物

福胃丹由天水市中医医院提供。将药物加蒸馏水灭菌制成福胃丹混悬液，含生药0.1 g/mL；温胃舒由合肥华润神鹿药业有限公司生产，将药物加蒸馏水灭菌制成温胃舒混悬液，含生药0.11 g/mL。

2.1.3 试剂与仪器

甲基硝基亚硝基胍（MNNG）由Fluka公司生产，氧化液和胃液胆汁酸（TBA）试剂由日本第一化成株式会社生产。选岛津RF-510型荧光分光光度计。

2.2 统计学处理

所测数据采用均数±标准差（$\bar{x}\pm s$）表示，进行t检验，当$P<0.05$时为有差异。

2.3 方法

2.3.1 动物分组与处理

取大白鼠40只，随机分为4组，即空白组、造模组、对照组和治疗组。每3天取MNNG 2 g，用蒸馏水2000 mL配成1 g/L的保存液，避光4 ℃冷藏；每天用保存液配制浓度为100 μg/mL的稀释液，置棕色瓶中，分别让造模组、对照组和治疗组动物饮用，同时用40%酒精灌胃，2 mL/次·只，每周2次，共8周；空白组给予自来水自由饮用，用蒸馏水灌胃2 mL/次·只，每周2次，共8周。

2.3.2 给药

第9周开始，空白组和造模组给予自来水4 mL/天·只灌胃；对照组给予温胃舒混悬液4 mL/天·只灌胃；治疗组给予福胃丹混悬液4 mL/天·只灌胃；共6周。

2.3.3 标本采集

第15周以10%水合氯醛0.3 mL/100 g腹腔注射麻醉，数分钟后逐层剥开腹腔暴露胃，取55 mm²胃窦部活检组织移至幽门螺杆菌培养基，结扎幽门，2小时后结扎贲门，取3 mL蒸馏水注于胃腔，反复翻转胃壁浸渍，取出液体，3000转/分离心9分钟，取上清液。

2.3.4 测定

用双指示剂滴定法测定胃液游离酸，用荧光法测定胃液胆汁酸，用五肽胃泌素法计算基础胃酸分泌量（BAO）和胃酸分泌量（DAO），用菌落培养阳性法测定幽门螺杆菌。

2.4 结果

2.4.1 胃液含量

治疗组胃液游离酸和胃液胆汁酸与对照组比较有差异（$P<0.05$），与造模组比较差异显著（$P<0.01$），见表3。

2.4.2 胃泌素含量

治疗组胃泌素BAO与DAO与对照组比较无差异（$P>0.05$），与造模组比较有差异（$P<0.05$），见表4。

2.4.3　幽门螺杆菌菌落阳性染色面积

治疗组幽门螺杆菌与对照组比较无差异（$P > 0.05$），与造模组比较有显著差异（$P<0.01$），见表5。

2.5　急性毒性试验

取小白鼠80只，分为8组，雌雄各半；禁食12小时后分别腹腔注射和灌胃，福胃丹混悬液浓度分别为5 g/kg、10 g/kg、20 g/kg和25 g/kg，观察72小时，所有动物均活动自如，无死亡，计算临床人每千克用量大于120倍。

表3　各组胃液游离酸和胃液胆汁酸比较

组别	例数	游离酸(mmol/L)	胆汁酸(mg/mL)
空白组	10	68.40±5.11	0.068±0.002
造模组	10	21.21±6.63	0.181±0.003
对照组	10	37.86±5.09	0.093±0.001
治疗组	10	49.33±5.2△	0.084±0.003※△

注：与对照组比较※$P<0.05$，与造模组比较△$P<0.01$。

表4　各组胃泌素比较（$\bar{x}±s$，mmol/h）

组别	例数	BAO	DAO
空白组	10	0.370±0.04	2.486±0.06
造模组	10	0.122±0.03	1.212±0.05
对照组	10	0.316±0.03	2.113±0.06
治疗组	10	0.314±0.05※△	2.107±0.04※△

注：与对照组比较※$P > 0.05$，与造模组比较△$P<0.05$。

表5 各组幽门螺杆菌菌落阳性染色面积比较 ($\bar{x}\pm s$, mm^2)

组别	例数	HP
空白组	10	0
造模组	10	2.12±0.11
对照组	10	1.06±0.08
治疗组	10	0.98±0.09※△

注:与对照组比较※$P > 0.05$,与造模组比较△$P<0.01$。

本试验研究表明,福胃丹能使胃液游离酸和胃泌酸功能恢复,减轻胃液胆汁酸对胃黏膜的损害,抑制胃幽门螺杆菌,且毒性反应低。

3 讨论

慢性胃炎/慢性萎缩性胃炎是一种慢性疾病,我们认为本病多因饮食失节、劳倦、年高或久病体虚,损伤脾胃或致情志不舒,肝气郁滞,横逆犯胃,使胃失和降而上逆,则胆汁返流入胃;水湿停滞,蕴而化热,灼伤胃膜,故黏膜充血水肿糜烂;气机阻滞,血运淤滞或久病脾胃阴伤络损,胃失濡养故黏膜灰白、变薄,黏膜下血管显露。临床可见胃脘疼痛、胀满或胀闷、嗳气、纳呆食少等症。现代医学认为慢性胃炎反复发作或迁延不愈易发慢性萎缩性胃炎。目前胆汁反流和幽门螺杆菌感染在胃炎发作中的作用被医学界关注。当幽门括约肌功能失调,幽门孔闭锁不全,胆汁反流入胃,除可直接损伤胃黏膜屏障外,还改变了胃内环境,使胃黏膜在炎症基础上进一步发生腺体萎缩、肠化和或不典型增生。而幽门螺杆菌感染是诱发慢性萎缩性胃炎的起动因素。

　　根据中医脾主运化，胃主受纳腐熟，脾喜温燥主升，胃喜凉润主降，肝失疏泄则横逆犯胃，痛则不通，久病多虚，久病入络等理论，结合现代医学检查手段，辨病与辨证相结合，对其进行治疗，由于本病病位在脾、胃、肝，病性有虚实不同，病机为脾胃虚弱、肝气郁滞、胃失和降、胃络失养、络伤血瘀、湿邪化热等，则治法上既要补虚（健脾益气），又要泻实（理气活血、清热通降），据此理法，以古验方、名老中医王仲青主任医师和我们治胃病的临床经验为基础，研制成福胃丹系列。方中党参、甘草健脾益气以治本；香附疏肝调畅气机，三七活血养血，两药合用以气血双调；良姜辛热温胃散寒，蒲公英甘寒清胃除湿，寒热并用以使辛开凉降、胃气和顺，故胆汁反流可除。现代药理研究表明党参、甘草、三七有增强免疫的功能和抗幽门螺杆菌感染及保护胃黏膜的作用，其中党参对幽门螺杆菌有抑菌作用，蒲公英有较强杀灭幽门螺杆菌的作用。全方既能除病因以治本，又能快速消除症状以治标，故对慢性胃炎/慢性萎缩性胃炎有较好的疗效。

　　参考文献（略）

豨蛇治瘫丸治疗缺血中风77例临床观察

葛健文 崔朝阳 曹宝国 窦彩萍 于占德

何周荣 孙惠红 许进学 田爱萍

缺血中风相当于现代医学缺血性脑卒中，多发于中老年人，具有发病率高、致残率高、病死率高的特点。从1995年以来我们应用豨蛇治瘫丸治疗缺血中风取得了较好效果，现报告如下。

1 资料与方法

1.1 病例选择

2000年3月至2002年11月天水市中医医院住院及门诊收治的脑卒中患者77例。选择具有缺血中风临床症状、体征，并经颅脑CT证实，符合缺血中风中西医诊断标准的患者111例（其中住院患者103例、门诊患者8例），随机分为治疗组77例、对照组34例。治疗组：男性42例，女性35例；年龄36～80岁，平均（61.1±9.5）岁；急性期50例，恢复期11例，后遗症期16例；中医辨证属风痰阻络38例，阴虚动风25例，气虚血瘀14例；治前按《神经功能缺损程度评分标准》评定病情轻重，轻度19例，中度42例，重度16例。对照组：男20例，女14例；年龄43～78岁，平均（62.0±8.9）岁；急性期23例，恢复期4例，后遗症期7例；中医辨证属风痰阻络16例，阴虚动风10例，气虚血瘀8例；治前病情轻重程度，轻度11例，中度16例，重度7例。两组以上诸因素差异无统计学意义。

1.2 诊断标准

①中医诊断标准：参照国家中医药管理局脑病急症科研协作组起草制定的《中风病诊断疗效评定标准》和国家标准应用《中医内科疾病诊疗常规》。②疾病分期标准和辨证分型：参照国家中医药管理局脑病急症科研协作组起草制定的《中风病诊断疗效评定标准》。③西医诊断标准：参照1995年中华医学会第4次全国脑血管病学术会议修订的《各类脑血管疾病诊断要点》中脑血栓形成、腔隙性梗死诊断标准。

1.3 治疗方法

治疗组服用豨蛇治瘫丸（组成：制豨莶草、白花蛇、乌梢蛇、全蝎、蜈蚣、水蛭、当归、天麻、制首乌、牛膝等。每丸9 g，由天水市中医医院制剂室生产），每次1丸，每日2～3次，2周为1疗程，可连服2个疗程。急性期可同时静脉滴注丹参注射液（正大青春宝药业有限公司生产）20 mL加入生理盐水或5%葡萄糖250 mL，每日1次，14天为1个疗程。中脏腑神昏者可静脉滴注清开灵注射液（北京中医药大学药厂生产）40 mL加入生理盐水或5%葡萄糖250～500 mL，每天1次，连用2周。如伴脑水肿者，可给予脱水降颅压，20%甘露醇125～250 mL静脉滴注，每天2～4次，应用1周左右。恢复期和后遗症期患者，则只服豨蛇治瘫丸。伴有高血压病、糖尿病者，可服用降压、降糖药物。治疗4周后评定疗效。对照组服用消栓再造丸（北京同仁堂制药有限公司生产，京卫药准字号2000第001289号），每丸9 g，每次1丸，每日2～3次，疗程及其他治疗措施均同治疗组。

1.4 观察指标

运动、语言、神志等中风病症状及舌脉象的观察，神经功能缺损评分。血流变学、血脂、肝肾功能、血尿粪常规检查。

1.5 疗效判定

参照1995年中华医学会第4次全国脑血管病学术会议通过的疗效评定标准。评定的依据：神经功能缺损积分值的减少（功能改善）。评定分级标准：①基本痊愈：功能缺损评分减少90%～100%。②显著进步：功能缺损评分减少45%～89%。③进步：功能缺损评分减少18%～45%。④无变化：功能缺损评分减少或增加在18%以内。⑤恶化：功能缺损评分增加18%以上。⑥死亡。

1.6 统计学方法

采用SPSS 13.0统计软件分析数据，神经功能缺损和中医中风病症状比较用中位数±四分位间距（M±QR）表示，组间比较采用秩和检验，以$P<0.05$为差异有统计学意义。

2 结果

2.1 临床疗效比较

治疗组临床疗效优于对照组，差异有统计学意义，见表1。

表1 两组临床疗效比较

组别	例数	基本痊愈	显著进步	进步	无变化	恶化	死亡
治疗组	77	26	27	21	2	0	0
对照组	34	6	6	16	4	1	1

注：$Uc=3.325$，$P<0.01$。

2.2 治疗前后中医中风病症状记分和神经功能缺损评分比较

治疗前后中医中风病症状记分和神经功能缺损评分比较，见表2。

表2 两组治疗前后神经功能缺损和中医中风病症状比较（M±QR，分）

组别	例数	神经功能缺损		中医中风病症状	
		治疗前	治疗后	治疗前	治疗后
治疗组	77	20±9	3±8**	11±8	3±6**
对照组	34	20±8	7±14**	12±10	4±7**
U值	—	1277.000	996.000	1301.500	907.500
P值	—	0.838	0.043	0.962	0.010

注：与治疗前比较**$P<0.01$，补充组间比较的统计值保留三位小数。

2.3 不良反应

用药期间治疗组有2例患者出现大便溏薄，对照组有1例患者感胃部不适，但均不影响继续服药。临床观察服药期间对患者的血常规、心肝肾功能未见不良影响。

3 讨论

中风病又称卒中，属于现代医学脑血管病范畴。其中，缺血性脑卒中（缺血中风）占脑卒中病例的80%，而脑血栓形成和腔隙性脑梗死又占缺血性脑卒中的85%，在急性期可危及生命，存活者中有2/3留有残疾。中医认为风痰瘀血，痹阻脑络，或正气不足，肝肾脾亏虚，经脉失养是其基本病机。传统治法多从平息内风、活血化瘀、滋阴潜阳、益气化痰等着手。但我们在临床中发现，风邪（内风、外风）在本病的发展演变中也是一个不容忽视的重要因素，重用祛风药对治疗本病有确切疗效。从《黄帝内经》至唐宋之前，对本病病因多以"外风致中"立论，以此理论指导临床诊治经历了上千年。豨蛇治瘫丸自60年代开始应用于临床，其所用药物部分来自天水名老中医刘友陶治中风的处方。本着专病专方、辨病与辨证相结合的原则，通过挖掘整理刘友陶老医师验方和古代验方，结合我们临床多年治疗中风病的经验，发现重用祛风药配合补益肝肾、活血通络治疗中风有显效，遂研制出豨蛇治瘫丸。方中豨莶草苦寒入肝肾经，生用祛风湿、利筋骨、化湿热、除风痒；经黄酒拌蒸其性转甘温，有补益肝肾之功。唐慎微的《证类本草》中有豨莶草丸治疗多例中风患者取得"殊常之效"的记载。《景岳全书·本草正·卷四十八》亦载豨莶草炮制成"蜜丸，空心酒吞，多寡随宜，善治中风口眼歪斜"。白花蛇、乌梢蛇善治内外风邪，为君；制首乌、牛膝、天麻补益肝肾、平肝息风，为臣；水蛭、当归、鸡血藤、全蝎活血化瘀通络，为佐；蜈蚣搜风剔络化痰，善行走窜，为使。全方共奏祛风通络、补益肝肾、活血化瘀之功。

现代药理研究表明，豨莶草含有血管紧张肽转换加速因子酶抑制活性成分，并能阻滞交感神经收缩血管，能促进血液循环且有镇静作用。制首乌有抗动脉粥样硬化、降血脂的作用。天麻有抗缺氧、降压、增加动脉血流量的作用。全蝎有抗血栓形成作用。蜈蚣有增加心肌收缩力、降压的作用。当归有抑制血小板聚集，促进纤维蛋白溶解，清除氧自由基，降血脂，抗动脉粥样硬化，抗血栓形成，改善脑循环以及对急性脑缺血、缺氧的保护作用。水蛭活血化瘀，改善脑缺氧。故诸药合用，效果满意。

参考文献（略）

芪芍护脑荣筋胶囊治疗中风后
痉挛性瘫痪临床研究

葛健文　窦彩萍　王瑞花　蒲瑞生　曹宝国

许进学　孙惠红　崔朝阳

摘要：观察芪芍护脑荣筋胶囊对中风病及中风后痉挛性瘫痪的疗效。①方法：把162例患者随机分为治疗组100例和对照组62例。治疗组以芪芍护脑荣筋胶囊加辨证论治口服汤药、针灸、康复及内科常规治疗；对照组以内科常规治疗配合针灸、康复治疗。3个月后，2组进行神经功能的缺损程度评定、改良Ashworth痉挛量表评级、中医证候积分比较及不良反应观察。②结果：2组神经功能的缺损程度评定经统计学处理有显著性差异，$P<0.01$。治疗组临床痊愈20例，显效56例，有效21例，无效3例，总有效率97%，愈显率76%；对照组临床痊愈4例，显效20例，有效34例，无效4例，总有效率93.55%，愈显率38.71%。2组愈显率经统计学处理有显著性差异，$P<0.01$；2组改良Ashworth痉挛量表评级治疗组优于对照组；中医证候积分变化比较亦有显著性差异，$P<0.05$。未发现与使用药物相关的不良反应。③结论：芪芍护脑荣筋胶囊治疗中风病及中风后痉挛性瘫痪具有良好的疗效。

关键词：中风；瘫痪；痉挛性疾病；芪芍护脑荣筋胶囊。

中风病以其高发病率、高致残率、高复发率，成为危及人类健康的主要疾病之一，是当今世界医学的重要课题。临床实践表明，只使用单一的干预措施难以达到中风病的最佳治疗效果。综合多种治疗措施，优选出经济有效且规范的中风病综合治疗方案，对于降低中风病致残率和提高病人的生存质量具有重要的现实意义。

芪芍护脑荣筋胶囊是天水市中医医院科研制剂，对治疗中风病尤其是痉挛性瘫痪效果较好。我们在多年临床的基础上，设计出随机对照临床研究，以观察芪芍护脑荣筋胶囊对中风病及中风后痉挛性瘫痪的疗效。结果发现，芪芍护脑荣筋胶囊具有明显临床治疗优势，是一种体现辨证论治特色的新制剂。现将研究结果报告如下：

1 资料与方法

1.1 病例选择

所有病例均来自天水市中医医院2002年6月至2006年8月的住院及门诊患者，共纳入病例180例。治疗组113例，剔除7例，退出6例，纳入意向性分析的100例，进入疗效分析的100例。其中，住院83例，门诊17例；男性65例，女性35例；年龄最小的47岁，最大的75岁，平均年龄（61.91±1.83）岁，病程平均27.95天；脑梗死86例，脑出血14例；入组时的神经功能缺损程度评分的平均积分（11.50±1.41）分，肌张力分级轻度28例、中度53

例、重度19例。对照组67例，剔除2例，退出3例，纳入意向性分析的62例，进入疗效分析的62例。其中，住院50例，门诊12例；男性41例，女性21例；年龄最小的45岁，最大的75岁，平均年龄（63.26±2.77）岁，病程平均29.95天；脑梗死53例，脑出血9例；入组时神经功能缺损程度评分的平均积分（9.94±2.08）分，肌张力分级轻度20例、中度31例、重度11例。对两组的性别、年龄、病程、疾病分类、神经功能缺损程度评分、治疗史、合并疾病及部位进行统计，两组的基本情况相似，组间比较$P>0.05$，具有可比性。

1.2 诊断标准

1.2.1 疾病

中医诊断标准：参照国家中医药管理局全国中医脑病急症科研协作组制定的《中风病诊断疗效评定标准》（1995年）和湖南科学技术出版社出版的《国家标准应用：中医内科疾病诊疗常规》。

西医诊断标准：参照1995年中华医学会第四届全国脑血管病学术会议通过的《各类脑血管疾病诊断要点》，肌张力分级参照改良Ashworth评定量表。

1.2.2 证候

分类标准：参照国家中医药管理局全国中医脑病急症科研协作组制定的《中风病诊断疗效评定标准》（1995年），证候分为风痰瘀阻、风火上扰、气虚血瘀、阴虚动风证。

量化标准：参照国家中医药管理局全国中医脑病急症科研协作组制定的《中风病辨证诊断标准》（1994年）。

1.2.3　纳入标准

符合中医中风病诊断，具有中医中风病中的风痰瘀阻、风火上扰、气虚血瘀、阴虚动风等证候者；符合西医脑梗死、脑出血诊断，均为卒中后肢体肌张力增高或痉挛者；发病1天至1年以内；卒中病史且遗留后遗症者；年龄在45岁以上，75岁以下者；知情并同意接受治疗者。

1.2.4　排除标准

短暂性脑缺血发作者；发病超过1年者；经检查证实由脑肿瘤、脑外伤、血液病等引起的卒中患者；因风湿性心脏病、冠心病及其他心脏病合并房颤，而引起脑栓塞者；45岁以下，75岁以上，妊娠期或哺乳期妇女，过敏体质者；合并有肝、肾、造血系统和内分泌系统等严重疾病及骨关节病、精神病者。

1.2.5　病例剔除与脱落标准

不符合纳入标准而被误入的病例予以剔除；未按规定用药或资料不全等影响疗效判定者予以剔除；疗程中患者自行退出者及疗程中发生严重不良反应或不良事件不宜继续治疗的病例均视为脱落；发生良反应者应计入不良反应的统计；超过1/2疗程因无效而自行退出者应计入疗效分析。

1.3　治疗方法

1.3.1　分组

进行随机、对照、单盲的临床研究，将纳入研究的患者按2：1的比例随机分为两组。

芍芍护脑荣筋胶囊治疗组（以下简称治疗组）：在内科基础治疗、辨证论治口服汤药、针灸治疗、康复的基础上，使用芪芍护脑荣筋胶囊（药物组成：黄芪，白芍，黑木耳，乌梅，葛根，甘草，熟地，天麻，川芎，木瓜，僵蚕，全蝎，怀牛膝，地龙，菖蒲。功能：护脑荣筋，解痉通络，活血化瘀。由天水市中医医院制剂室生产）1日3次，1次6粒。

对照组：内科常规治疗配合康复、针灸治疗。

1.3.2 疗程

1月为1疗程。可连用2～3疗程。每1月记录观察指标1次。

1.3.3 随访

发病后3个月随访1次。

1.4 观察指标

①神经功能的缺损程度（美国国立卫生研究院卒中量表）；

②改良Ashworeh痉挛量表；

③中医证候积分《中风病辨证诊断标准》；

④不良反应。

1.5 疗效评价

1.5.1 评价指标

①疗效评价指标：神经功能的缺损程度、改良Ashworeh痉挛量表。

②安全性评价指标：血、尿常规，心电图，肝肾功能。

③不良事件。

1.5.2 疗效判定标准

参照1995年第四届全国脑血管病学术会议通过的关于卒中患者神经功能缺损程度的疗效评价方法，根据治疗前后神经功能缺损程度量表分值的变化，评价疗效。

计算方法：

$$[(疗前-疗后)÷疗前]×100\%。$$

确定神经功能缺损评分减少90%～100%为基本痊愈，减少46%以上为显效（基本痊愈+显效），18%～46%为有效；18%以上均为有效（显效+有效），减少低于18%者为无效。

中医证候疗效判定标准参照《中药新药治疗中风病临床研究指导原则》。痊愈：中医临床症状、体征消失或基本消失，证候积分减少≥95%。显效：中医临床症状、体征明显改善，证候积分减少≥70%。有效：中医临床症状、体征均有好转，证候积分减少≥30%。无效：中医临床症状、体征均无明显改善，甚或加重，证候积分减少不足30%。采用《中风病新药临床研究指导原则》中风病计分方法，计算公式：[（治疗前积分-治疗后积分）/治疗前积分]×100%。

1.6 统计方法

采用SPSS 13.0统计分析软件包进行编程统计，定量指标描述例数、均数、标准差、最小值、最大值和中位数，主要采用t检验、方差分析。定性指标描述各类的例数及百分数，主要采用卡方检验。P值小于或等于0.05将被认为所检验的差别有统计意义。

2 结果

2.1 神经功能缺损程度的疗效评价

在患者入组后及治疗结束后进行神经功能缺损程度量表测评，并在发病3个月时进行随访。根据神经功能缺损程度评分的改善情况评价疗效，结果显示，与两组治疗前神经功能缺损程度积分比较有非常显著性差异；治疗组与对照组治疗后神经功能缺损程度积分、愈显率比较有非常显著性差异；结果见表1、表2。

表1 两组治疗前后神经功能缺损程度比较（$\bar{x}\pm s$）

组别	例数	治疗前	治疗后
治疗组	100	11.50±1.86	4.21 ± 1.34[※△]
对照组	62	9.94±2.77	7.02 ± 2.53[☆]

注：与本组治疗前比较有极显著性差异[※]$P<0.001$，与本组治疗前比较有显著性差异[☆]$P<0.01$，与对照组治疗后比较有显著性差异[△]$P<0.01$。

表2 两组临床疗效比较

组别	例数	基本痊愈	显著进步	进步	无变化	恶化	愈显率	总有效率
治疗组	100	20	56	21	3	0	76(76%)*	97(97%)[△△△]
对照组	62	4	20	34	4	0	24(38.71%)	58(93.55%)[△]

注：与对照组比较有非常显著性差异*$P<0.01$，与本组治疗前比较有显著性差异[△]$P<0.01$，两组治疗后比较无显著性差异[△△]$P>0.05$。

由表1和表2可见，在治疗结束时治疗组总有效率高于对照组，但两组之间无统计学意义。两组显效率以上疗效组间差异具有统计学意义，治疗组优于对照组。从整体来看，在内科基础治疗基础上，综合运用护脑荣筋胶囊、口服汤药、针灸、康复等多种治疗措施的综合治疗方案优于对照组治疗方案。

2.2 改良Ashworeh痉挛量表评级与肌张力疗效比较

在患者入组后及治疗结束后进行改良Ashworeh痉挛量表评级，并在发病3个月时进行随访。改良Ashworeh痉挛量表评级治疗组低于对照组，说明治疗组的改良Ashworeh痉挛量表评级优于对照组。改良Ashworeh痉挛量表评级变化比较结果见表3。

表3 两组治疗前后改良Ashworth痉挛量表评级变化比较

组别	例数	评级	0级	1级	1+级	2级	3级	4级
治疗组	100	治疗前	0	28	32	21	12	6
	100	治疗后	27	36	19	9	6	6
对照组	62	治疗前	0	20	17	14	7	4
	62	治疗后	11	27	6	9	6	3

2.3 两组治疗前后肌张力疗效比较

两组治疗前后肌张力疗效比较结果见表4。

表4 两组治疗前后肌张力疗效比较

组别	例数	基本痊愈	显著进步	进步	无效	愈显率	总有效率
治疗组	100	27 (27.00%)	22 (22.00%)	29 (29.00%)	22 (22.00%)	49(49.00%)*	78(78.00%)*△
对照组	62	11 (17.74%)	7 (11.29%)	19 (30.65%)	25 (40.32%)	18(29.03%)	25(40.32%)

注:与对照组比较有显著性差异*$P<0.01$,与本组治疗前比较有显著性差异△$P<0.01$。

2.4 两组中医证候疗效比较与分析

在患者治疗结束后，对中医证候积分与入组时进行比较，结果组内比较差异都有统计学意义。说明随着治疗的进行和病情的好转，证候也有改善。与对照组相比，在改善证候方面治疗组显示出很好的优势，证候改善情况组间比较，差异具有统计学意义，结果如表5所示。

研究观察到芪芍护脑荣筋胶囊对风痰瘀阻、风火上扰、气虚血瘀证候疗效较好。对阴虚动风的疗效因病例较少，有待进一步地深入研究观察。对风痰瘀阻、风火上扰证候总有效率与对照组治疗后比较无明显差异。但治疗组4种证候的愈显率与对照组治疗后比较有显著性差异，结果如表6所示。

2.5 安全性分析

在研究中没有患者出现不良事件，未发现与使用药物相关的不良反应。经临床观察显示，服芪芍护脑荣筋胶囊者的血、尿常规，心肝肾功能均未见异常改变。说明本制剂安全性较高，毒副反应低，对人体各重要脏器和系统未见毒副作用，以其治疗中风病是相对安全的。

表5 两组治疗前后中风病证候积分比较（$\bar{x}\pm s$）

组别	例数	治疗前	治疗后
治疗组	100	9.99±1.23	3.14±0.89[※△]
对照组	62	8.92±1.94	5.39±1.97[※]

注：与本组治疗前比较有非常显著性差异[※]$P<0.001$，与对照组治疗后比较有显著性差异[△]$P<0.05$。

表6　两组中医证候疗效组间比较

证候	组别	例数	痊愈	显效	有效	无效	显效率/%	总有效率/%
风痰瘀阻	治疗组	53	9	26	16	2	66.04	96.23
	对照组	32	1	10	19	2	34.38	93.75
风火上扰	治疗组	27	6	15	6	5	77.78	81.48
	对照组	22	2	7	11	2	40.91	90.91
气虚血瘀	治疗组	13	2	4	6	1	46.15	92.31
	对照组	6	0	1	3	2	16.67	66.67
阴虚动风	治疗组	7	2	3	1	1	71.43	85.71
	对照组	2	1	0	1	0	50.00	100.00

3　讨论

中风病又称卒中、风痱、偏枯。由于本病病位在脑、心、肾、肝，病性有虚实不同，病机为风痰瘀血，痹阻脑络或正气不足，肝肾脾亏虚，经脉失养或脑络破损血溢。治则治法上既要补虚（正气不足，肝肾脾亏虚），益气滋阴，又要泻实，平息内风潜阳，活血化瘀，化痰。由于中风病发病机制及临床表现的复杂性，决定了中风病治疗得向多向性、个体性，以及阶段性和综合性发展。探索中医药治疗中风病的优势和有效方法，结合近年来西医循证医学的研究成果，建立中病综合治疗方案是中风病治疗发展的必然趋势，对于规范中风病的临床治疗，提高疗效具有重要意义。

芪芍护脑荣筋胶囊方中，黄芪补益元（肝）气以护脑，白芍养阴柔肝、荣养经筋以解痉治瘫，为君；黑木耳、葛根、天麻、地龙缓急解痉，熟地、怀牛膝补益肝肾，为臣；乌梅、木瓜、石斛与甘草酸甘化阴养阴，川芎活血化瘀，僵蚕、全蝎平肝息风、搜风剔络、化痰通络、善行走窜，为佐；菖蒲化痰开窍引药上行，甘草调和诸药，为使。全方共奏补益肝气，滋养肝血，柔肝敛肝，保护脑络，荣养经筋，解痉通络，活血化瘀之功效。

现代药理研究表明，本制剂所含药物有抗缺氧、清除氧自由基、扩张血管、增加动脉血流量、改善供血的作用；有抗动脉粥样硬化、降压、降血脂的作用；有抑制血小板聚集，增加纤溶酶活性，促进纤维蛋白溶解，抑制（抗）血栓形成的作用；能改善脑循环，减轻急性脑缺血、缺氧对脑细胞的损伤，能使肢体僵硬恢复。故诸药合用，效果满意。有人试验研究表明，黑木耳所含黑木耳多糖有降血脂作用，可使进食高脂肪胆固醇饲料小鼠的总胆固醇、游离胆固醇、胆固醇脂、甘油三酯、β-脂蛋白含量明显降低。高脂血症可直接导致动脉粥样硬化，因此积极治疗高脂血症具有十分重要的意义。抗血栓作用：黑木耳多糖可明显延长特异性血栓及纤维蛋白血栓的形成时间，缩短血栓长度，减轻血栓湿重和干重，减少血小板数，降低血小板黏附率和血液黏度，并可明显缩短豚鼠优球血蛋白的溶解时间，降低血浆蛋白含量，提高纤溶酶活性。

中医辨证疗效显示，治疗组对中风病（脑梗死、脑出血）风痰阻络、风火上扰、气虚血滞证的患者疗效较好。

院内中药制剂是目前中医治疗中风病的一种有效方法，理应纳入中风病综合治疗方案之中。研究结果表明，包含有芪芍护脑荣筋胶囊的中医综合治疗方案能明显改善中风神经功能缺损程度，与对照组相比具有更好的治疗效果，对患者增强的肌张力恢复和部分证候改善也有一定的效果，对于患者的神经功能缺损有较好的改善作用。这为综合治疗方案中纳入芪芍护脑荣筋胶囊提供了依据。

总之，研究表明，芪芍护脑荣筋胶囊用于治疗中风病是有效的，与中药汤剂、针灸、康复结合应用对于改善神经功能和增强的肌张力具有较好的效果，至于其治疗的机理和远期疗效还有待进一步的深入研究。

参考文献（略）

琥枣宁神胶囊治疗痰热扰心型不寐60例的疗效观察

葛健文　贺矛茅

摘要：①目的：观察琥枣宁神胶囊治疗痰热扰心型不寐的临床疗效。②方法：将符合纳入标准的120例患者随机分为琥枣宁神胶囊治疗组（以下简称治疗组）与舒眠胶囊对照组（以下简称对照组）。治疗组予琥枣宁神胶囊，3粒/次，1日2次，疗程3周；对照组予舒眠胶囊，3粒/次，1日2次，疗程同治疗组。两组患者在治前及治疗4周末各进行1次匹兹堡睡眠质量指数（PSQI）量表、SPIEGEL量表、中医证候积分评定。③结果：治疗组总有效率91.7%；对照组总有效率73.3%。与对照组比较，治后治疗组PSQI评分、SPIEGEL量表评分和中医证候积分均明显降低。结论：琥枣宁神胶囊对治疗痰热扰心型不寐有显著疗效。

关键词：琥枣宁神胶囊；不寐；痰热扰心。

1　临床资料

1.1　一般资料

选择天水市中医医院、天水市中西医结合医院2011年1月至2012年11月门诊的不寐患者120例，随机分为琥枣宁神胶囊治疗组（以下简称治疗组）60例，其中男性25例，女性35例；年龄在16～70岁之间，平均48.77岁；病程0.2～30年，平均8.5年。

对照组60例，其中男性27例，女性33例；年龄17～70岁，平均47.35岁；病程0.2～29年，平均8.2年。两组患者性别、年龄、病程、病情等情况相似，经统计学分析均无显著差异（*P*>0.05），具有可比性。

1.2　诊断标准

1.2.1　西医诊断标准

参照中华医学会精神科分会编的《中国精神病分类和诊断标准（第三版）》（CCMD-3）有关内容制定。

1.2.2　中医诊断标准

参照中华中医药学会制定的《中医内科常见病诊疗指南中医病证部分》的有关内容制定。

1.2.3　中医证候诊断

参照《中医内科常见病诊疗指南中医病证部分》中痰热扰心证的诊断标准。

1.3　纳入病例标准

①符合CCMD-3诊断标准；②近4周内停用镇静药物；③年龄16～70岁；④志愿参加，知情同意；⑤7分<PSQI≤15分。

1.4　排除标准

①不符合CCMD-3诊断标准，或不符合失眠和中医痰热扰心型不寐诊断标准的患者；②年龄<16岁，或＞70岁的患者；③妊娠及哺乳期妇女；④头颅MRI或CT检查有颅内器质性病变者；⑤抑郁症、焦虑症及双相情感障碍者（抑郁自评量表评分≥53分；焦虑自评量表评分≥53分）予以排除。

1.5　退出标准

①治疗期间合并其他疾病需要治疗而影响本方案执行时，退出本研究；②治疗过程中，发生病情变化，出现严重并发症，退出本研究；③因患者及其家属意愿而影响本研究的执行，退出本研究。

2　治疗方法

2.1　纳入不寐（痰热扰心证）

患者120例，随机分为治疗组和对照组各60例。治疗组用琥枣宁神胶囊3粒（药物组成：琥珀、酸枣仁、桔梗、远志、五味子、柴胡、茯神、丹参、夜交藤等。天水市中医医院制剂室提供，每粒0.4 g，相当于原药3.3 g。功能：宁神宣肺、化痰定志、活血），1日2次，1次3粒，晚饭后及临睡前口服；对照组口服舒眠胶囊（贵州大隆药业有限责任公司生产，每粒0.4 g），1日2次，1次3粒，晚饭后及临睡前各服1次。两组均以3周为1疗程。4周末进行疗效评价。

2.2　观察指标

2.2.1　疗效指标

0、4周分别行PSQI量表、SPIEGEL量表、中医证候量表测评。

2.2.2　安全性指标

0、4周分别记录各组患者的常规不良反应及生命体征。

2.3　统计学方法

应用SPSS 11.5统计软件进行统计分析，计量资料用均数±标准差（$\bar{x}\pm s$）表示，采用t检验；组内比较用配对t检验，组间比

较用两独立样本 t 检验；率的比较用 χ^2 检验。

3 结果与分析

3.1 疗效判定标准

3.1.1 疾病判定标准

采用 PSQI 量表、SPIEGEL 量表，通过尼莫地平法计算评分减少率来评定疗效。

3.1.2 证候判定标准

参照《中药新药治疗失眠的临床研究指导原则》的疗效标准评定。

3.2 结果与分析

3.2.1 两组总有效率比较

对照组总有效率73.30%，治疗组总有效率91.7%。与对照组比较，差异有统计学意义（$P<0.05$），见表1。

表1 两组疗效比较

组别	例数	痊愈	显效	有效	无效	总有效率
对照组	60	3(5.0%)	8(13.3%)	33 (53.3%)	16 (23.7%)	73.3%
治疗组	60	9(15.0%)	32 (53.3%)	14 (23.3%)	5(8.3%)	91.7%[a]

注：与对照组比较，[a]$P<0.05$。

3.2.2 两组 PSQI 总分评分比较

两组患者治疗前后 PSQI 各成分、总分对比均有统计学意义

（*P*<0.01），说明两者均可以显著纠正睡眠障碍。与对照组比较，治疗后治疗组PSQI总分明显降低，差异有统计学意义（*P*<0.05），见表2。

表2 PSQI总分评分比较（$\bar{x}\pm s$）

组别	例数	治疗前	治疗后
对照组	60	10.83±1.83	9.20±1.68[a]
治疗组	60	11.48±2.25	7.83±1.63[ab]

注：与同组治疗前比较，[a]*P*<0.01；与对照组比较，[b]*P*<0.05。

3.2.3 两组SPIEGEL量表评分比较

与治疗前比较，治疗后对照组及治疗组SPIEGEL评分明显降低，差异有显著统计学意义（*P*<0.01），提示两组治疗均可显著纠正睡眠障碍；与对照组比较，治疗后治疗组SPIEGEL评分明显降低，差异有统计学意义（*P*<0.05），见表3。

表3 SPIEGEL量表评分比较（$\bar{x}\pm s$）

组别	例数	治疗前	治疗后
对照组	60	15.25±1.55	9.42±2.81[a]
治疗组	60	15.08±1.37	8.07±3.18[ab]

注：与同组治疗前比较，[a]*P*<0.01；与对照组比较，[b]*P*<0.05。

3.2.4 两组中医证候积分比较

结果显示：两组患者治疗后中医证候积分与治疗前对比均有统计学意义（*P*<0.01）。说明两组治疗均能改善不寐患者的中医证候。与对照组比较，治疗后治疗组中医证候积分明显降低，组

间比较差异有统计学意义（$P<0.05$），见表4。

表4　中医证候积分比较（$\bar{x}\pm s$）

组别	例数	治疗前	治疗后
对照组	60	32.85±9.04	18.53±6.37[a]
治疗组	60	32.73±7.71	15.68±6.09[ab]

注：与同组治疗前比较，[a]$P<0.01$；与对照组比较，[b]$P<0.05$。

3.2.5　安全性及不良反应

两组治疗前后体查生命体征均正常，未见明显异常变化，均未观察到明显的不良反应事件。提示琥枣宁神胶囊有良好的安全性。

3.2.6　结论

研究结果提示琥枣宁神胶囊较对照组治疗不寐具有更显著的疗效。故其能有效改善不寐患者的PSQI总分评分、SPIEGEL量表评分和中医证候积分。

4　讨论

不寐，又称"失眠"，是现代社会睡眠障碍性疾病中患病率最高的一种，由于诊断标准不同，报道的流行病学资料差别较大，其患病率为10%～50%不等。近年来，随着社会竞争的不断加剧及生活节奏的加快，该病的患病率有逐年上升的趋势。

《灵枢·口问》曰："阳气尽，阴气盛，则目瞑；阴气尽而阳气盛，则寤矣。"因此，人的正常睡眠，是阴阳之气自然而有规律转化的结果。这种规律被破坏，就可导致不寐的发生。随着时代的变迁和社会的发展，失眠症的发病因素和临床症状有了很大的改变，与历代文献的记载亦有许多不同之处。有人做不寐病因分析发现，情志不悦、精神过劳、受惊吓三因素占不寐病因总数的59.26%。由此可见，精神情志因素是目前不寐症发病的主要诱发因素。

慢性失眠不仅会对患者的身心健康和生活质量带来不利影响，也会对社会造成巨大的经济损失。西医医治失眠症方法虽然起效快、作用强，但存在一定的副作用或潜在的成瘾性，并且部分药品价昂或疗效不稳定，而中医医治具有辨证治疗、疗效稳定、价格低廉等优势，能明显改善患者睡眠质量，加上其只有轻微或无成瘾性、不良反应轻、不易复发等特点，已逐渐成为治疗失眠症的首选疗法。

目前大多数中医认为失眠症的发生与心脾肝肾有关，其基本病因病机为阳盛阴衰、阴阳失交，病位主要在心脾肝肾，在辨证论治上多采用历代的经方验方等加减变化，并取得了较好的临床疗效。在经验方使用的基础上，很多研究者创立了专病专方。

"琥枣宁神胶囊"来源于甘肃省名中医临床上多年应用的经验方，已有10多年的散剂临床应用史。前期临床应用显示"琥枣宁神散"对不寐（失眠症）效果较好。该方以"治（宣）肺""治痰"立论，从肺论治不寐，强调以肺为主，以五脏皆可引起不寐，非独心肝脾肾可致。肺失治节，宣发失度则脾运化失司，痰浊内生；营血渐耗则心失所养，神失所藏；久则血行不畅，出现五脏不和，痰扰心神则不寐。临床中发现，不寐的发生与情志的失常息息相关，《张氏医通》曰："平人不得卧，多起于劳心思虑，喜怒惊恐。"现代医学认为，失眠可以由精神因素、躯体因素、环境因素、生物及药剂因素引起，其中最常见的是精神紧张、兴奋、焦虑、忧郁等所致，此与中医情志所伤是不寐致病的主要原因一致。忧思悲伤则伤肺，故肺与情志变化关系密切。不寐症发病多始于忧思悲伤，忧愁、惊恐致气机逆乱，化热为火，其临床表现复杂多变，肺气郁结日久，可成痰致瘀。辨证立法用药从肺论治，以治肺为主，兼顾调理其他脏腑。肺得治节，则气机宣降恢复正常，推动水谷精微布散全身，痰热生成的物质基础得以去除；同时应用祛痰安神之品则无因痰化火之虞，肺宁则魄安神宁。

方中琥珀古称虎魄、兽魂，有定惊安神、散瘀止血、利水通淋之功。酸枣仁味酸甘性平，具有养心安神之效。研究表明，酸枣仁对小鼠、大鼠、豚鼠、猫、兔及犬均有镇静催眠作用，其具有镇静催眠活性的活性部位为乙酸乙酯与正丁醇，方中以琥珀酸枣仁养心宁神为君药；桔梗作为舟楫之剂，具有宣肺祛痰、调理气机、载药上行入心之功效。临床上汤剂中重用桔梗至30 g时，安眠作用非常显著，并且未见不良反应。远志苦辛温，能交通心肾、养心安神益智，助桔梗宣肺化痰安神，柴胡，具有疏肝解郁、和解泄热、升阳举陷之功，为少阳经要药，功擅疏肝理气，具有镇静抗抑郁作用。多种柴胡的制剂以及柴胡的根、果实中提取的柴胡粗皂苷及柴胡皂苷元A等均有明显镇静作用，小鼠口服柴胡粗皂苷200～800 mg即可出现镇静作用。丹参活血化瘀、凉血安神，合并催眠药对小鼠有增加睡眠作用。茯神味甘淡性平，归心肺脾肾经，具有宁心安神、健脾补中之功效，与柴胡入肝经气分，疏郁散结，丹参入血分，活血安神。三药合用以活血化瘀，行气解郁，凉血安神共为佐药。夜交藤养心安神、祛风通络、补益心肾，具有改善睡眠的活性成分；五味子具有补气宁心、益智安神敛涩之效。研究证明五味子具有镇静催眠作用，与夜交藤共为使药。诸药相伍，宁神宣肺，引气入血，气行血行，气机顺畅；辛酸相伍，散敛有致，药无偏性。共奏宁神宣肺，化痰定志之功效。

参考文献（略）

葛健文主任医师运用祛风药治疗中风病经验

王争胜　葛健文

摘要：葛健文是甘肃省名中医、中医内科主任医师、国家中医药管理局名老中医药专家传承工作室指定专家，从医多年，积累了丰富的临床经验，对中风病的辨治得心应手，特别是在运用祛风药治疗中风病方面有独到的见解，其研制出的院内制剂豨蛇治瘫丸、芪芍护脑荣筋胶囊临床疗效好，可在甘肃省内医院调剂使用。现将葛健文主任医师临床运用祛风药治疗中风病经验总结如下，以供同道参考。

关键词：中医师；葛健文；祛风药/治疗应用；中风病；中医药疗法。

1 病因病机

中风病是由于脏腑功能失调，气血逆乱，产生风、火、痰、瘀，导致脑脉痹阻或血溢脑脉之外而引起的，以猝然昏仆、半身不遂、口舌歪斜、言语謇涩、偏身麻木为主症的一种疾病。本病好发于中老年人，目前已成为我国致死率和致残率第一位的疾病。由于本病发生突然，起病急骤，古人形容"如矢石之中的，若暴风之急速"，故医家取类比象而名之为"中风"。究其病因，在唐宋以前，主要以"外风"学说为主，多从"内虚邪中"立论，如《灵枢·刺节真邪》有"虚邪偏客于身半，其入深，内居营卫，荣卫稍衰，则真气去，邪气独留，发为偏枯"，认识到本病的发生与感受外邪、烦劳暴怒及体质、饮食等有密切的关系。《金匮要略》载："络脉空虚，贼邪不泻""邪在于络，肌肤不仁；邪在于经，即重不胜；邪入于府，即不识人；邪入于脏，舌即难言，口吐涎"，即将中风根据病情轻重分为中经络和中脏腑，明代医家李中梓又将中脏腑分为闭证和脱证，这些分类被后人沿用至今。葛健文主任医师正是在此基础上，探求中风病因和阐述中风病机的。《素问·评热病论》云："邪之所凑，其气必虚。" 葛健文主任医师亦认为，人体正气不足，气血亏虚，心、肝、肾三脏失调，外风乘虚而入，导致机体阴阳失调，气血运行受阻，筋脉失养，而见口舌歪斜、言语不利、半身不遂、偏身麻木等症；风性善变，风性多动，若血随风窜，夹痰夹火，蒙蔽清窍，而成上实下虚，阴阳互不维系的危重证候，则见猝然昏仆、不省人事；风痰上扰，脑窍失养则兼见头晕眼花；风痰阻中则气机升降失常，可见恶心呕吐等症。

2 证治经验

唐宋以前中风病的治疗主要以疏风散邪、扶助正气为法，如唐·孙思邈《备急千金要方》的小续命汤，金·刘完素《素问病机气宜保命集》的大秦艽汤等。葛健文主任医师以此为出发点，辨证施治，认为该病初起以风为著，或风火上扰，或风痰阻络，或风中经络，或风中脏腑，均以风邪为主，治当重用祛风药，如豨莶草、天麻、白花蛇、全蝎、川芎、地龙、钩藤、夏枯草、秦艽、防风、伸筋草、海风藤等。疾病后期则以正虚为主，但正气既虚，卫外无力，又易感风邪，极易复中。因此，治疗当在扶正基础上重用祛风药。

2.1 风痰阻络证

症见：半身不遂，口舌歪斜，头晕目眩，痰多而黏，舌质暗红苔白，脉弦滑。方选：自拟化痰愈风汤加减。药用：半夏、云茯苓、橘红、天南星、地龙、豨莶草、天麻、全蝎、地龙、海风藤等。

2.2 风火上扰证

症见：半身不遂，口舌歪斜，言语謇涩，头痛眩晕，面红耳赤，口苦咽干，心烦易怒，尿赤便干，舌质红绛苔黄，脉弦数。方选：自清镇愈风汤加减。药用：黄芩、栀子、代赭石、钩丁、生龙牡、赤芍、川牛膝、地龙、豨莶草、夏枯草、秦艽、生白芍等。

2.3 气虚血瘀证

症见：半身不遂，言语謇涩，面色㿠白，气短乏力，口角流

涩，自汗，手足肿胀，舌质暗淡苔白腻，可有齿痕，脉沉细。方
选：自拟复元愈风汤加减。药用：白人参、黄芪、归尾、川芎、
桃仁、葛根、白花蛇、全蝎、地龙、红花、水蛭、杜仲、生甘
草、防风、伸筋草、海风藤等。

2.4 阴虚动风证

症见：半身不遂，言语謇涩，眩晕耳鸣，手足心热，咽干口
燥，舌质红而体瘦，少苔或无苔，脉弦细数。方选：自拟滋阴愈
风汤加减。药用：生地黄、白芍、元参、麦冬、生龟板（先煎）、
生鳖甲（先煎）、生牡蛎（先煎）、石斛。加减：如头痛、面赤，
加怀牛膝10 g、代赭石（先煎）30 g，以潜镇平肝；口歪、偏瘫，
加白附子、地龙，以通络；语言謇涩，加远志、菖蒲、僵蚕，以
化痰通络；肢体麻木、疼痛，加豨莶草、地龙、钩藤、夏枯草、
秦艽，以平肝祛风、通络止痛。

3 典型病例

例1 患者，男，50岁，2015年4月13日初诊。主诉：突发
左下肢软弱、麻木5天。伴头痛头晕，眼花，耳鸣，心烦易怒，
口干，舌质红苔白，脉弦。查体：血压160/100 mmHg，左侧下肢
肌力Ⅳ级，浅感觉减退，病理征（－）。头颅CT检查：右侧基底
节区腔隙性脑梗死。西医诊断：①脑梗死急性期； ②高血压病3
级（极高危）。中医诊断：中风病-缺血性中风-中经络-风火上扰
证。治宜清热平肝、潜阳熄风，处方：天麻10 g，钩藤10 g，豨
莶草30 g，夏枯草15 g，秦艽10 g，地龙10 g，赤芍15 g，黄芩
10 g，石决明30 g，桑寄生10 g，茯神10 g，川芎10 g，川牛膝

30 g。3剂，水煎，1日1剂，分2次服。二诊：患者服药后头痛耳鸣消失，左侧下肢软弱麻木减轻，心烦口干缓解，初诊方减黄芩，加海风藤10 g、全蝎3 g、水蛭3 g，5剂，研末冲服。三诊：患者稍感左下肢力弱，余无异常，以芪芍护脑荣筋胶囊5粒，口服，每日3次调理而愈。

例2　患者，女，71岁，2015年4月13日初诊。主诉：右侧肢体麻木伴口角歪斜半天。患者今晨起床后感觉右侧肢体麻木，右侧口角流涎，感觉异常，伴头晕眼花，胸闷气短，疲乏，舌质暗红苔白，脉细弦。查体：血压150/90 mmHg，口唇发绀，口角歪向左侧，右侧鼻唇沟变浅，右侧肢体肌力Ⅴ⁻级，浅感觉减退，病理征（−）。头颅CT检查：双侧基底节区腔隙性脑梗死。西医诊断：①脑梗死急性期；②高血压病2级（极高危）。中医诊断：中风病−缺血性中风−中经络−气虚血瘀证。治宜益气活血、祛风通络，处方：生黄芪30 g，白人参10 g，当归10 g，桃仁10 g，红花10 g，天麻10 g，豨莶草30 g，白术10 g，地龙10 g，赤芍15 g，茯苓10 g，川芎10 g，防风10 g，海风藤10 g。3剂，水煎，1日1剂，分3次服。二诊：患者服药后头晕眼花、胸闷气短减轻，右侧肢体麻木及疲乏缓解，但仍见口角歪斜、咀嚼力弱，初诊方减天麻、豨莶草、海风藤、地龙，加白附子10 g、全蝎3 g（研末冲服）、僵蚕10 g、鸡血藤30 g，5剂。三诊：患者右侧肢体麻木及口角歪斜均见好转，头晕眼花、胸闷气短、疲乏明显缓解，胃纳可，睡眠可，二诊方再进5剂，继以芪芍护脑荣筋胶囊5粒，口服，每日3次调理而愈。

4 讨论

中风病严重威胁人类的身体健康，具有较高的发病率、致残率、复发率和较低的治愈率，已成为威胁人类健康的三大疾病之一。为提高中风病的治愈率，减少更多中风病患者的痛苦和减轻他们的经济负担，人们越来越关注对其治疗方法的研究，而其病因病机复杂，中西医治疗均比较困难。葛健文主任医师长年致力于中风病的研究，临证总结出一套行之有效的辨证论治经验，临床疗效显著，享誉陇东南地区，值得向同道推广。他认为风邪是中风的重要病因，本病的发生发展速度极快，且变化多端，明显带有风邪致病、"善行而数变"的特点。风为百病之长，尽管风邪不是唯一的致病因素，但风邪可夹痰、瘀、热等诸邪致病。根据不同病期辨标本缓急，审因论治，总结出：急性期，当除风化痰、活血通络；恢复期，当扶正祛风、活血通络，而扶正之法有益气、养阴、滋补肝肾之不同；中腑者，多因痰热内阻致腑气不通，可用通腑泄热之法。用药方面，要善用祛风药，诸如：海风藤辛苦微温，祛风通络；豨莶草辛苦寒，祛风解毒；天麻熄风止痉；川芎辛温，活血行气、祛风；全蝎、白花蛇、地龙熄风定痉、通络；钩藤甘凉，熄风定惊，清热平肝；夏枯草疏风清肝；秦艽祛风清热；防风辛温祛风；伸筋草祛风活络。以上药物，根据病性寒热，随症选用，能明显增强疗效，供同道借鉴。

参考文献（略）

参考文献

［1］吴勉华，王新月.中医内科学［M].3版.北京：中国中医药出版社，2012.

［2］国家中医药管理局医政司.22个专业95个病种中医诊疗方案［M].北京：中国中医药出版社，2011.

［3］钟赣生.中药学［M].3版.北京：中国中医药出版社，2012.

［4］张仲景.伤寒杂病论［M].熙霞子，姚建飞，整理.北京：中国中医药出版社，2019.

［5］（上古）黄帝.黄帝内经［M].（清）张志聪，集注.北京：光明日报出版社.2015.

［6］葛健文，贺矛茅.琥枣宁神胶囊治疗痰热扰心型不寐60例的疗效观察［J].世界睡眠医学杂志，2014，1（2）：89-92.

［7］刘兆麟，葛健文.王仲青老中医治疗发热证的经验介绍［J].甘肃中医，1992，5（4）：7-8.

［8］葛健文，马小军，王争胜.王仲青论治危重疑难病医案5则［J].新中医，2016，48（11）：167-170.

［9］马小军，葛健文.葛健文辨治慢性肠炎经验［J].中国社

区医师·医学专业，2010，12（26）：119.

　[10] 曹宝国，葛健文，王国泰.中西医结合治疗冠状动脉粥样硬化性心脏病合并慢性充血性心力衰竭90例 [J].中医研究，2011，24（4）：33-35.

　[11] 窦彩萍，葛健文.葛健文运用清热解毒法治疗类风湿性关节炎经验 [J].甘肃中医学院学报，2008，25（4）：1-3.

　[12] 葛健文，王致.王仲青先生学术思想探讨 [J].甘肃中医学院学报，2004，21（2）：45-46.

　[13] 郭闫葵，高琛，朱智羽，等.基于"五脏－心脑－神"轴理论治疗中风后失眠对匹兹堡睡眠质量指数、中医证候评分和日常生活能力的影响 [J].中医研究，2022，35（3）：15-20.